# 好妈妈都是营养师
## 0~3岁宝宝
## 营养配餐与饮食宜忌

宝妈◎著

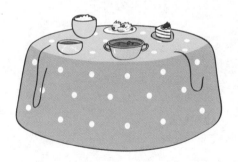

天津出版传媒集团

天津科技翻译出版有限公司

## 图书在版编目（CIP）数据

好妈妈都是营养师：0～3岁宝宝营养配餐与饮食宜忌/ 宝妈著.
天津:天津科技翻译出版有限公司 2014.4
ISBN 978-7-5433-3359-8

Ⅰ．①好… Ⅱ．①宝… Ⅲ．①婴幼儿—营养卫生—基本知识
②婴幼儿—保健—食谱.Ⅳ．①R153.2 ②TS972.162

中国版本图书馆CIP数据核字(2014)第008049号

出　　版: 天津科技翻译出版有限公司
出 版 人: 刘　庆
地　　址: 天津市南开区白堤路 244 号
邮政编码: 300192
电　　话: ( 022 ) 87894896
传　　真: ( 022 ) 87895650
网　　址: www.tsttpc.com
印　　刷: 北京亿浓世纪彩色印刷有限公司
发　　行: 全国新华书店
版本记录: 889×1194　24 开本　8.5 印张　150 千字
　　　　　2014 年 4 月第 1 版　2014 年 4 月第 1 次印刷
　　　　　定价: 29.80 元

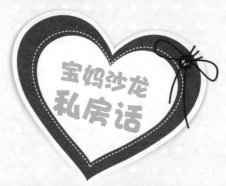

宝妈沙龙
私房话

　　建立宝妈沙龙这个组织是个偶然也是个必然。偶然是因为初带宝宝的时候很多事情不太懂，便集合了"一干妈等"在网上聊天，顺便咨询一些不明事宜。后来，觉得这是个好主意，将这"一干妈等"攒在一起兴许能"研制"成一个或数个天才少年，顺便研究出一套"天才少年养成法"来，于是乎整了一个叫"宝妈沙龙"的群，使这群同在一个世界、有着同一个梦想的宝妈们聚在了一起。说它必然吧，便是因为那同一个梦想。世间所有母亲皆是一样，都希望自己的宝宝健康、聪明、漂亮、可爱，要是顺便能成个"天才少年"更是天大喜事了。很多时候，我们的第一职业是母亲。一群妈妈到了一起话题只有一个，便是"孩子"。所以，宝妈沙龙便成了必然。

　　宝妈沙龙组建之初只是些朋友，后来便有朋友的朋友，再后来就有很多宝妈们慕名而来。大家在一起聊聊天，说说自己遇到的困惑听大家出出主意，或者分享一些自己的育儿经验。于是乎，我也请了育儿专家进来，在沙龙里面为大家答疑解惑。再后来，宝妈沙龙太小了，再来人就进不来了。看着那些因为实在没地方而被拒绝加入的宝妈们，我心生愧疚。为了让更多的宝妈们能加入到我们中来，了解更多的育儿知识，我将沙龙中的段子整理了出来，进行了分类、修改，做出了几本书，分门别类地解答了生活中常见的育儿问题。本书是其中的一本，也是第一本，之所以写饮食禁忌，毕竟民以食为天。如果大家喜欢，其他的育儿经还将陆续呈现在各位宝妈们的眼前。

# 宝妈沙龙资深成员介绍

1. 莫奇妈妈：
两岁男宝莫奇的妈妈，精通中医中药。

2. 意面妈妈：
三岁男宝意面的妈妈，擅长各种美食。

3. 阳光育儿王老师：
家有小女已八岁，资深母亲，是一位阳光育儿中心高级营养师。

4. 爱婴陈老师：
三岁女宝的妈妈，是爱婴宝贝成长中心咨询师。

CONTENTS

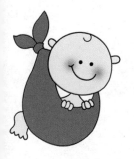

 Part1 4个月~1岁篇

一、辅食添加初期的秘密 /16

♥ 辅食添加要不早不晚 /16

♥ 宝宝需要添加辅食的信号 /18

♥ 什么季节添加辅食好 /20

♥ 第一次添加辅食要注意的事 /21

♥ 别和其他的孩子做比较 /22

♥ 辅食添加从单一到多种 /23

♥ 宝宝第一餐食谱 /24

♥ 大米的营养价值 /25

♥ 什么样的米适合给宝宝做第一餐 /25

♥ 米油 /26

♥ 米粉 /27

♥ 做米粉省事的办法 /29

♥ 补铁要吃蛋黄 /30

♥ 吃蛋黄的禁忌 /30

小贴士：宝宝需要添加辅食的信号 /32

二、宝宝长牙了 /33

♥ 宝宝咬人怎么办 /33

♥ 宝宝长牙的迹象 /34

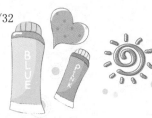

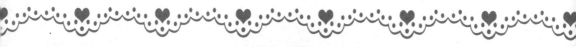

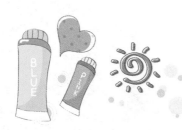

♥ 长牙要注意的事 /35

♥ 宝宝咬人的原因 /35

♥ 被咬的妈妈要这样不要那样 /36

♥ 哪些食物助牙茁壮成长 /37

♥ 土豆泥做起来 /38

♥ 豆制品含钙高 /39

♥ 哪样的豆腐更好 /40

♥ 自制磨牙棒 /41

♥ 快乐食品香蕉 /41

♥ 选对胡萝卜与鱼 /42

♥ 胡萝卜鱼泥米粉的做法 /44

♥ 胡萝卜虽好，不宜多吃 /45

♥ 别突然给孩子断奶 /46

**小贴士：**婴幼儿出牙时间与数量 /47


三、生病的宝宝"轻轻"补 /48

♥ 蒸蛋秘籍 /48

♥ 生病了别吃蒸蛋 /50

♥ 生病要多摄入水和维生素 /50

♥ 给宝宝喝点白菜水 /51

♥ 新鲜玉米糊 /52

♥ 梨酱很美味 /53

♥ 喝果汁的宝宝尿不黄 /53

♥ 鸡汤冲米粉 /54

♥ 巧吃块根类——山药 /54

♥ 巧去山药皮 /55

♥ 吃南瓜喽 /55

♥ 说说山芋 /57

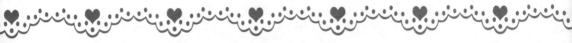

**小贴士：** 宝宝要吃的十大水果 /58

四、对洋快餐、反季菜说"NO" /59
　♥反季节的菜可不好 /59
　♥吃土豆必须去皮 /60
　♥洋快餐的土豆没营养 /61
　♥吃了薯类少吃主食 /62
　**小贴士：** 宝宝最宜吃的蔬菜榜单 /62

五、省时有妙招——"宝贝快餐" /63
　♥蔬菜米糊 /63
　♥馄饨面片汤 /64
　♥温暖牌浓汤宝 /65

六、补血——宝宝面色红润精神好 /66
　♥营养性贫血 /66
　♥菠菜不补血 /67
　♥红豆是心之谷 /67
　♥西红柿肝泥 /68
　♥油菜鸭血羹 /70
　♥祖传三红汤 /71

七、补钙——宝宝牙牙健康睡得香 /72
　♥缺钙的特征 /72
　♥缺钙的话是不是补充钙剂即可？ /73
　♥煮大骨汤的时候要加醋 /74

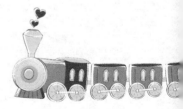

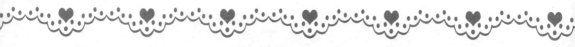

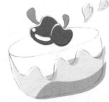

♥ 黑芝麻糊最好自己做 /74

♥ 巧手做鱼松 /75

♥ 吃牛肉补钙是误区 /76

♥ 豆腐、豆浆补钙的注意事项 /76

♥ 美味骨汤面 /77

八、补锌——宝宝头脑聪明吃饭香香 /78

♥ 不要盲目补锌 /78

♥ 含锌较高的常见食物 /79

♥ 青菜瘦肉羹 /79

♥ 肉末卷心菜 /80

♥ 五彩黄鱼羹 /80

小贴士: 宝宝补充微量元素注意事项 /81

九、几款粥让宝宝过个好夏天 /82

♥ 葛根粥 /82

♥ 荷叶饮 /83

♥ 黄瓜蜜条 /84

♥ 苦瓜粥 /85

♥ 麦冬粥 /86

♥ 关于宝宝夏天的护理 /86

♥ 宝宝要睡什么样的凉席 /88

十、宝宝便秘怎么办 /88

♥ 便秘宝宝不能喝蜂蜜水 /88

♥ 什么引起便秘 /89

♥ 桑葚苁蓉汤和雪梨炖罗汉果川贝 /91

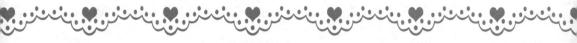

♥ 苹果胡萝卜汁 /93

**小贴士**：宝宝便秘不能吃的水果 /93

十一、发烧的宝宝伤不起 /94

♥ 发烧是正常的免疫反应 /94

♥ 针对宝宝发烧要做的事 /95

♥ 物理降温法 /95

♥ 发烧期间吃什么 /96

♥ 五汁饮与绿豆粥 /97

♥ 萝卜丝鲫鱼汤 /98

♥ 七类宝宝容易发烧 /100

十二、给宝宝催眠 /102

♥ 宝宝睡觉的规律 /102

♥ 轻松就寝好方法 /104

♥ 妈妈们的误区 /106

♥ 有催眠作用的食材 /108

♥ 什锦粥 /108

♥ 莲子百合肉汤 /109

♥ 红枣银耳莲藕汤 /110

十三、打败"痱子"有绝招 /111

♥ 打败"痱子"有绝招 /111

♥ "痱子"宝宝要注意 /112

♥ 三豆汤 /113

♥ 笋干老鸭汤 /113

♥ 冬瓜扁豆薏米汤 /114

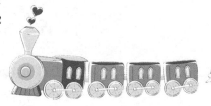

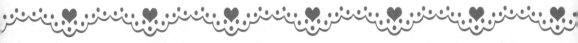

十四、不得湿疹的秘密 /115

♥ 引起湿疹的元凶 /115

♥ 湿疹宝宝要注意的事 /116

♥ 适合宝宝用的护肤霜 /117

♥ 湿疹也分很多种 /117

♥ 偏方治湿疹 /119

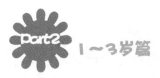

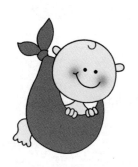

## Part2 1~3岁篇

一、小家伙吃大人饭？ /121

♥ 宝宝1岁以后可以吃大人饭 /121

♥ 西红柿鸡蛋疙瘩汤 /121

♥ 冬瓜丸子汤 /122

♥ 肉龙 /123

二、小胖子也有春天 /124

♥ 宝宝的正常体重 /124

♥ 老人照顾孩子的那些事 /126

♥ 胖不是一件好事 /127

♥ 控制肥胖的方法 /127

♥ 让孩子吃饭慢下来 /129

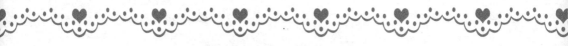

♥让孩子发胖的饮食误区 /130

♥餐前给孩子喝汤 /130

♥荷塘小炒 /131

♥南瓜饼 /133

♥双色豆腐 /135

♥山药焖鸭 /135

三、不消化，肚子胀？有人帮忙！/137

♥什么是消化不良 /137

♥爽脆拌三丝 /137

♥自己在家生豆芽 /139

♥咬牙不是长虫子，是积食 /140

♥少吃点吧，积食宝宝 /140

♥健脾汤和消食水 /141

♥简单按摩法 /142

♥青柠海蜇丝 /143

♥白扁豆瘦肉汤 /146

♥绿茶什锦蘑菇 /146

四、吃饭要有好习惯 /148

♥别说跟吃饭无关的话 /148

♥别斥责孩子 /149

♥一起动手做 /149

♥饮食好习惯 /149

五、聪明的宝宝吃什么 /152

♥大脑发育的阶段需要补充什么 /152

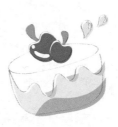

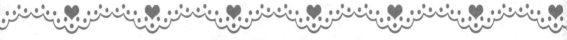

♥吃什么让宝宝更聪明 /155

♥损伤宝宝智力的食品 /158

♥金枪鱼土豆泥 /159

♥玉米番茄猪肝汤 /160

♥绿野鲜菇 /161

六、早点吃什么很重要 /162

♥牛奶加鸡蛋不科学 /162

♥什么样的早餐才有营养 /163

♥美味蛋包饭 /164

♥红豆沙金丝饼 /164

♥自己做红豆沙 /165

♥虾仁馄饨 /166

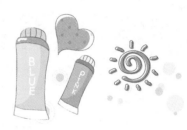

七、我家的点心有营养 /167

♥调整宝宝的饮食习惯 /167

♥红枣核桃饼干 /168

♥白菜饼干 /169

♥肉松寿司 /169

♥自己做肉松 /170

八、"苦夏"不苦 /171

♥缓解孩子的厌食情绪 /171

♥温热的水果少给宝宝吃 /172

♥蛋饼鸡丝卷 /173

♥宝宝该吃鸡的哪个部位 /175

♥多汁翡翠卷 /175

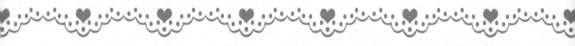

♥ 三色聚鲜水饺 /178

九、自己做饮料，过个凉爽夏天 /179

♥ 清凉绿豆沙 /180

♥ 桂花酸梅汤 /180

♥ 果粒橙 /181

十、果酱、沙拉酱、苹果醋都能自己做 /181

♥ 草莓酱 /182

♥ 苹果醋 /182

♥ 沙拉酱 /183

十一、不是所有的水果宝宝都能吃 /184

♥ 怎么吃菠萝 /184

♥ 健康吃荔枝 /186

♥ 吃杏的学问 /186

♥ 吃芒果的注意事项 /187

♥ 桑葚营养价值高 /188

♥ 酸甜炒菠萝 /189

♥ 木瓜百合虾球 /190

♥ 火龙果炒鸡丁 /191

十二、性早熟的元凶 /191

十三、蔬菜有"毒" /193

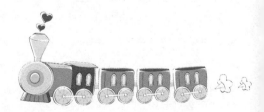

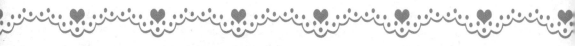

十四、嗓子疼怎么吃 /195

♥ 饮食要清淡 /195

♥ 草菇丝瓜汤 /196

♥ 荸荠南瓜粥 /197

♥ 粉蒸莲藕 /197

十五、小儿感冒不用愁 /198

♥ 反复感冒的原因 /198

♥ 感冒了要注意什么 /199

♥ 酸甜水果汤 /200

♥ 不同症状吃不同 /201

十六、手足口病那些事儿 /203

♥ 什么是手足口病 /203

♥ 预防手足口病 /204

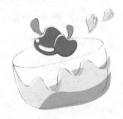

PART1

4个月～1岁篇

## 一、辅食添加初期的秘密

澄宝妈妈：欢迎新妈妈的到来，请新妈妈做自我介绍。请上报你的身高、体重、三围、婚否……

莲宝妈妈：有人人来疯了，小心吓到别人，注意保持你的淑女气质。

澄宝妈妈：我是淑女，我是淑女，默念一百遍……请新来的妈妈继续做自我介绍，内容涉及宝宝月龄、性别、体重等。

### 🍒 辅食添加要不早不晚

玥宝妈妈：谢谢大家。我的女儿叫小玥，到今天正好满4个月了。因为听别人讲宝宝4个月要吃辅食了，可是又听家里的老人讲母乳是最有营养的，有母乳最好让宝宝吃母乳，所以不知道要不要给宝宝加辅食。如果加辅食的话，要给宝宝吃什么？如何添加？

爱婴陈老师：首先要说的一点是,辅食不是越早添加越好，当然也不是越晚添加越好。过早添加辅食，宝宝还没有做好准备，这里所说的准备是身体准备，宝宝到4个月大的时候体内才会分泌淀粉酶，帮助吸收，也就是说太小的宝宝是没有办法消化吸收除奶类以外的其他食物的。过早添加辅食的话，宝宝较易引起过敏、消化不良、拉肚子等症状，而且也会影响宝宝的母乳摄入量，减少宝宝从母乳中获取的营养。

但过晚添加对宝宝也不好。虽然母乳是宝宝最好的食物，但是母乳的营养成分会随着时间的推移而下降，而且很多妈妈的奶水都会越来越少，这样的话宝宝就会吃不饱或者只灌了一个水饱，就需要辅食来给宝宝补充营养。

另外重要的一点是，婴儿从母体中吸收的铁在宝宝4个月大的时候就基本消耗掉了。宝宝在不断地生长发育中，对铁的需求量是不断增加的，由于铁是合成血红蛋白的重要物质，当铁供给不足时，就会引起贫血。贫血会导致大脑缺氧，进而影响宝宝的智力发展，使其在语言、记忆、思维、精细动作、视听能力以及空间知觉等方面，都落后于健康的同龄儿童。

缺铁，导致与杀菌有关的含铁酶活性下降，人体的免疫功能就会受到影响，导致宝宝体弱，从而加重贫血，形成恶性循环。同时，缺铁还会影响睡眠，宝宝要是睡不好也会影响长身体。

因此，为宝宝补充铁元素十分重要。补充铁元素最好的方式当然不是吃药，而是吃补铁的佳品——蛋黄。如果宝宝的身体准备好了，作为妈妈的我们就可以为他们添加辅食了。

另外，宝宝在6个月左右会进入味觉敏感期，如果这个时期还不给宝宝吃辅食的话，他就会对食物没什么兴趣，长大后就容易挑食，所以给宝宝的辅食应该是多种口味，多种口感的。

一般情况下，辅食添加最早不小于4个月，最晚不超过8个月。辅食之所以叫辅食，是因为它是起辅助作用的，宝宝的营养来源最主要的还是母乳或者奶粉，这个时期宝宝每天的吃奶量一般在600~800mL，最多不超过1000mL。当然这个数量也不是绝对的，宝宝也有自己的判断力，他们饿了就会哭，不饿则根本不会吃。最初给宝宝吃辅食的时候，不要强迫宝宝，他愿意吃就吃，不愿意吃也就尝试一下，隔几天后再试试。

### 🍒 宝宝需要添加辅食的信号

玥宝妈妈：那什么时候宝宝才做好了吃辅食的准备？我们怎么才能判断出来呢？

Lily妈妈：一人说一点儿好了，陈老师给我们留点儿机会呗。

爱婴陈老师：好啊，我听着，你们说。

Lily妈妈：首先看体重。添加辅食的宝宝体重要增加到出生时候的两倍或以上，我家Lily出生的时候是3400克，也就是6斤8两，添加辅食的时候是7000克。但是如果宝宝出生的时候体重小于2.5千克的话，那么宝宝添加辅食的时候体重至少要到12斤，也就是6000克。这个时候，妈妈就要做好准备，宝宝有可能马上就要添加辅食了。当然这也不是绝对的，只是其中的一个参考条件，有请下一位。

小言妈妈：第二点要看宝宝自己的了，看看他喜不喜欢吃，想不想吃。在大人吃饭或者吃东西的时候，宝宝有没有表现得很馋，想要抢你手里的吃的，或者把手啊玩具啊放到自己嘴里去吃。妈妈要仔细观察，这可不是宝宝淘气，而是他在告诉你："我也想吃了"。

响妈妈：不光看宝宝自己是不是"馋"了，我们还要看宝宝的身体是不是长得硬实，至少他应该能坐住，哪怕是靠着坐，也要挺胸抬头，能控制自己的头部和上身，想吃的时候他可以往前倾，不想吃的时候也可以转头或者后仰。这些也是非常重要的。

意面妈妈：看看宝宝是不是在夜里总哭，睡不踏实，喝奶量虽然给的和往常差不多或者达到了1000mL了还是总想吃。我家宝宝小时候就是这样的，晚上奶也喝完了，就是不肯睡觉，却一个劲儿地哭，我都不知道为什么，就和意面爸爸轮番抱着他在地上溜达，走了好几个小时，一直到夜里一点才勉强睡着了。我当时还想，这孩子怎么不睡觉呢？真折磨人。没想到转天还是这样，我都愁死了，结果还是意面爸爸去给他冲了一瓶子奶粉，结果小家伙一口气全喝光了，呼呼睡着了。现在想想我心里还是很难过的，我冤枉他不听话，其实是他饿得睡不着。之后我们就给他添加辅食了，这种情况就再没有发生了。孩子哭也是他吃不饱的表现，因为这个时期宝宝发育迅速，吃奶已经供不上了，妈妈就要给宝宝添加辅食。

爱婴陈老师：还有一点，专业来讲叫伸舌反射消退。通俗地说就是宝宝不再把你给他的食物用舌头顶出来。妈妈开始给宝宝喂辅食的时候，宝宝会把吃的东西用舌头从嘴里顶出来。很多时候，妈妈以为宝宝不爱吃这种食物，其实这是宝宝一种本能的自我保护，就像有东西逼近我们的眼睛的时候，我们会不自觉地闭眼一样。这种条件反射一般会到宝宝4个月以后消失。再包括上面几位妈妈讲的要点，宝宝要做的添加辅食前的准备基本就很全了。

玥宝妈妈：非常感谢大家。

爱婴陈老师：另外还有一点需要特别强调，在宝宝生病的时候一定不要给宝宝添加辅食。因为添加辅食也是对宝宝自身系统的调整，所以要在身体健康的时候进行，否则很有可能会加重宝宝身体的不适。尤其是在宝宝患有胃肠道、消化疾病，比如拉肚子的时候，就更不能给宝宝添加辅食，这样会刺激宝宝的消化系统，引起消化功能紊乱，加重宝宝的病情。在添加辅食初期，如果宝宝生病，也要适当减少宝宝的辅食量。

玥宝妈妈：谢谢老师。听了大家这些话，发现添加辅食还真是一门学问。另外，我还有一个问题想咨询一下。

莲宝妈妈：请讲，不必客气。

### 🍒 什么季节添加辅食好

玥宝妈妈：听我的婆婆讲，不应在夏天给宝宝添加辅食，因为天气热宝宝容易闹肚子。这种说法是不是真的？现在正好天气热了，给宝宝添加辅食没问题吧？

澄宝妈妈：婆婆讲得有道理，但那是以前的事儿了。像咱们小时候，很多人家没有冰箱，食物容易变质，所以梅雨季节还有夏天不适合给宝宝添加辅食，一般都在秋天添加。现在已经不存在这种问题了，只要添加的食物新鲜就可以了。

莫奇妈妈：同意。说到冰箱，需要补充的是，虽然家里有冰箱，但是还是尽量不要一次做过多食物，每次吃的时候从冰箱中拿出来热，一连吃几顿，这也是不好的。虽然省事，但是食物在存放和加热的过程中都会流失营养，有条件的话还是让宝宝吃新鲜的食物。况且存放食物过久还会滋生细菌。给宝宝热食的时候要充分加热，温热即食不可取。做的时候要注意卫生，宝宝的肠胃是很娇气的。

玥宝妈妈：听了大家讲的这些真是受益匪浅，我家小玥玥即将迎来她的第一次辅食，真是既紧张又兴奋。

## 第一次添加辅食要注意的事

爱婴陈老师：说到第一次给宝宝吃辅食，还有几句话要补充一下。

玥宝妈妈：欢迎，是不是第一次喂辅食有很多注意事项啊？

爱婴陈老师：有几点。比如宝宝刚开始从喂奶换到其他的食物，肯定会不适应。所以应先迷惑他，喂到一半奶后，给他加一点儿辅食，不用很多，尝试一下即可，挖一勺子尖就足够了。一定要用勺子，不能装到奶瓶中喂哦，用勺子可以增强宝宝舌头的协调能力和食道的吞咽能力，奶瓶可达不到这样的效果。还要注意的是勺子要适合宝宝的嘴，大概用罐装八宝粥附带的那种一次性小勺的大小就差不多，质地也要软一些，别用八宝粥那种一次性的，也不要用金属勺，金属勺容易伤到宝宝。最好用专用的勺子，在孕婴店、超市里都能买到。喂宝宝的时候不要把整个勺子都送进宝宝的嘴里，放到上下嘴唇中间、舌尖上就好，要注意不要压到宝宝的舌头。这个时候宝宝自己会感觉到舌头上有东西，他会很自然地咬住勺子。

宝宝一定感觉很奇怪。但过后会出现两种可能，一种是他不喜欢放到嘴里的东西，就会用舌头顶出来。如果是这样，妈妈可以再试一次，如果还是顶出来的话，估计就是宝宝不喜欢吃这东西了，继续给他喝奶就好了，等下一顿换一种口味再试试。不要急着反复地给宝宝尝试，这样会让他反感，会影响辅食添加的过程。另一种情况是宝宝会露出皱眉、撇嘴等表情，表示他不喜欢。当然如果宝宝是因为看见妈妈就条件反射地想要吃奶的话，换爸爸来喂也未尝不是一种好方法，增进一下父子感情嘛。很多爸爸觉得喂孩子是妈妈的事情，那可是不对的。在孩子的成长过程中，爸爸的作用不可忽视。而且妈妈也不能因为有时候爸爸做得不够细心，就剥夺爸爸照顾宝宝的权力，这样对爸爸是不公平的，对宝宝的发育也会有影响。对于宝宝来说，最健康的成长环境应该是爸爸妈妈共同的抚育。

当然，也许宝宝非常喜欢放到他嘴里的食物，那么给宝宝一些鼓励。别以为宝宝什么都不懂，耐心地和他说话，告诉他："宝宝很棒！"眼睛要注视他，眼神要真诚。即使他不肯吃，妈妈也不要着急，也要耐心地和宝宝说话，关心他，注视他，一定不要生气，不要吓唬他。生气和恐吓都只会让孩子从心底里更恐惧并抵触吃饭这件事情。在妈妈的鼓励下，宝宝就能很快吃完人生中的第一勺辅食。

那么，宝宝辅食添加已经迈出了非常成功的第一步了！刚开始不要给宝宝吃很多，一两勺就好了，逐步地给宝宝加量和种类。宝宝也许会继续吃奶，这都没关系，只要他对食物有兴趣就好。毕竟宝宝以前都是在吸吮，对这个奇怪的带柄的勺子不适应是正常的。给宝宝一点时间，宝宝远比我们想象的要聪明得多。

### 🍒 别和其他的孩子做比较

莲宝妈妈：刚刚大家说了这么多，我想补充几句：给宝宝添加辅食要根据宝宝的自身情况，不要一心想赶上别人家的孩子。什么别人家的孩子已经吃什么了，那么我家孩子就一定要吃，甚至要比别人家孩子吃得早。切记，孩子不是用来和别人比较的，不是用来炫耀的。每个孩子自身情况的发展都不一样，妈妈可以给宝宝做纵向的比较，今天的宝宝是否比昨天的更好，而不是横向地和别人家的孩子比较，这是没有可比性的。

莫奇妈妈：玥宝妈妈，我跟你说啊，莲宝在同月龄的宝宝里面算是长得比较小个的，所以总有人和莲宝妈妈说，谁家孩子比你家的还要小一星期怎么都如何如何之类的话。所以，莲宝妈妈总是要说说这个方面。不过，莲宝妈妈说的是对的，和别人家孩子比较是很多新手妈妈常陷入的误区。不管是饮食还是身高、体重，甚至是说话、出牙的早晚，没有必要和别人家的比，只要孩子在正常的范围内就可以了。人生是场马拉松，早吃一口饭、早长一颗牙都代表不了什么的。

玥宝妈妈：攀比心理很多人都有，要注意克制，要淡定。

### 🍒 辅食添加从单一到多种

爱婴陈老师：淡定的妈妈继续来说辅食种类。宝宝吃辅食的时候要先从单一品种开始，3~5天宝宝没有什么反应，说明宝宝适应了，就可以添加新的品种了，而且再添加新的品种也不要一股脑儿全加进去，依然要一样一样地来，3~5天后再继续给宝宝尝试新食物。这样的话，如果宝宝对其中的一种食物过敏或者不适应的话，我们就很容易知道是哪一种了。除了从单一到多种，还有一条原则就是由稀到浓稠，逐渐过渡到碎菜、软饭。

玥宝妈妈：知道了，谢谢。本来我还想给宝宝做一些混合的蔬菜汁呢，看来还是一种一种的来吧。

澄宝妈妈：是啊，鸡尾酒法对于辅食添加初期的宝宝不很适合，等他大一点儿再说吧。

## 🍒 宝宝第一餐食谱

意面妈妈：瞧你们说得热闹，也没有说出一种适合宝宝吃的食物来。玥宝妈妈，看我的名字你就知道，我是名厨哦，最擅长的就是给宝宝弄吃的。现在我来说一说如何给宝宝做好他人生中的第一顿饭。宝宝在这个月份一般还没开始长牙，所以这个时候宝宝吃泥糊状的食物是最合适的。

首先可以为宝宝添加一些米粉或者米糊，宝宝对米制品一般不容易过敏，所以它是辅食添加的首选。当然最重要的是米的营养价值很高。俗话说，"百菜不如白菜，百米不如白米"。我家是世代做厨子的……

意面妈妈：既然病从口入，那么治病也从口入，健康是吃出来的。

## 🍒 大米的营养价值

莫奇妈妈：大米的营养价值确实很高，李时珍在《本草纲目》中说，婴儿"食米油，百日则肥白"；清代医学家王孟英在他写的《随息居饮食谱》中写道："米油可代参汤。"可见米油的营养价值多高了吧！所谓米油，就是米久熬之后上面的那一层黏稠的、又细又滑的东西，晾凉了之后凝成的一层皮即为米油。中医认为，米味甘性平，具有补中益气、健脾和胃、调和五脏、镇静神经、促进消化吸收之功效。

玥宝妈妈：健脾和胃，也就是说脾胃弱的宝宝吃大米也没关系，对吧？

莫奇妈妈：对啊，不仅没关系，不会刺激宝宝，而且吃米油是可以调养宝宝脾胃的，宝宝如果拉肚子可以用米油调养。


## 🍒 什么样的米适合给宝宝做第一餐

意面妈妈：说得这么热闹，还是没说怎么做。这让我来讲吧。熬米油一定要用新鲜的米，陈米不行。什么是陈米，什么是新米？不要听卖米的人忽悠，要自己看好。首先，看一下米的腹白，就是米上面那块非透明的白色的物质，新米的腹白应该是乳白色或者淡黄色，如果变成深色甚至咖啡色的就一定是陈米。

另外，要看米粒的颜色，新米的颜色应该是白皙、微透明有光泽的，陈米在表面上会有灰粉或者白沟纹。如果米粒发黄也不好，这意味着营养流失或者是微生物繁殖。

再看看上面有没有虫蛀，闻一闻有没有霉味，有虫蛀和霉味的米当然都不是好米，新米的味道应该是清香的。谁还有补充吗？

澄宝妈妈：用牙齿咬一下，硬的好一些，新米的硬度大。

小言妈妈：新米的水分大些，用手使劲搓捏会感觉到有黏性，陈米捏起来会攒不起来，像散沙。

## 🍒 米油

意面妈妈：又想起来一个要点，不过不容易实施，其实通过上面说的望闻问切已经能确定什么是新米了，不过既然想到了，我就顺便说了。就是买米的时候，将手插进米袋中，然后看看手，这个时候手上会附着一些白色的粉面，用嘴轻轻吹一下，如果白粉很容易就掉了，那么就是新米。

现在如何辨别新米与陈米已经说得差不多了，我继续说如何做米油。首先一定要把锅洗得干干净净的，不要加调料，不要自以为没有调料就没有味道，想给宝宝加些糖盐，这样是不对的，大人觉得没味道，宝宝未必一样。宝宝开始的时候吃不了多少东西的，一把米足够了。将米淘洗一下，洗一次就好了，淘洗次数太多会将营养一起洗掉。不要觉得洗一次不干净，其实没关系，加热煮沸的时候就消毒了。用个小点儿的锅，加两碗水，水煮沸了以后加米。然后将米用大火煮沸，小火慢熬，一直熬到烂粥状。浮于锅面上的浓稠液体即为米油，用勺子取出给宝宝吃。需要注意的是熬的时间要长。最好不给宝宝单做，一小份掌握起火候来不方便，不如

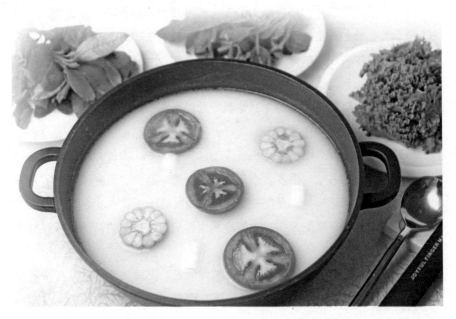

多做些，全家一起吃。

　　阳光育儿王老师：米油之所以有如此功效，是因为它含有丰富的碳水化合物、脂肪等营养素，含有烟酸、维生素$B_1$、$B_2$和磷、铁等无机盐。

　　玥宝妈妈：原来这么讲究啊。受益匪浅。谢谢大家。

## 🍒 米粉

　　意面妈妈：下面我再说一下如何做米粉吧。我这个米粉和买来的袋装米粉相比可是大不相同哦。

米粉有两种做法，一种类似于刚才说的米油也就是米汤，另一种就是将生米磨成粉，然后在小锅中加入适量的冷水，再将生粉放入水中搅拌均匀，小火慢熬。这里要注意的是，跟刚才说的熬米油不一样，一定要冷水入锅，否则粉会黏在一起搅不开。入锅后就要开始搅拌，直到小火将米熬成糊状，就可以吃了。需要特别注意的是豆浆机的营养米糊档做出来的不怎么适合宝宝吃，因为时间太短，还是人工熬的好。

如果宝宝缺钙，可以把钙片也磨成粉加一些进去，但是如果宝宝不缺钙就不要乱给宝宝加着吃。很多时候宝宝不是缺钙，而是少晒太阳影响了对钙的吸收。这个时候可以给孩子吃点儿维生素D促进一下吸收。这个月份的宝宝不管是吃母乳还是喝配方奶，得到的钙含量应该都是够的，不用特意给宝宝吃钙补充剂。

我们还可以在生米粉里面加点儿水把粉调开，然后再隔水蒸，在快熟变稠时不断搅拌，直到成糊。米粉要比米汤浓稠些。

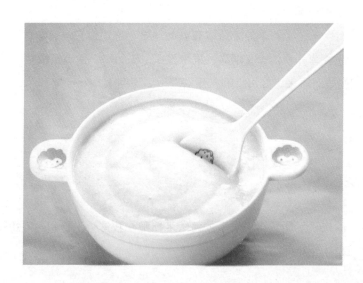

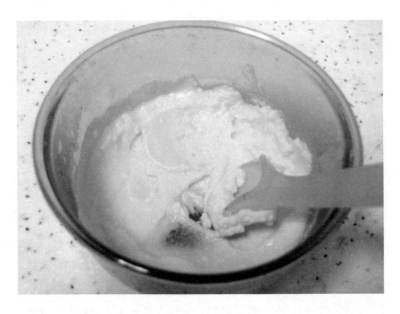

### 🍒 做米粉省事的办法

澄宝妈妈：还有一种更简单的方法，当然没有这种小火慢熬的营养价值高，不过它的特点是省事，适用于没有什么经验的新妈妈或者比较忙的妈妈。这样做起来相对容易一些，妈妈也可以有更多的时间陪宝宝玩，和宝宝交流，对宝宝而言也是非常重要的。与其花好几个小时给宝宝做吃的，不如用那几个小时和宝宝在一起玩对宝宝更有益。

所以呢，如果妈妈真的很忙，我们可以将米炒熟，然后磨成粉，吃的时候用水冲调就好了。一次多做一些，随吃随冲，就和买的袋装米粉一样的。对了，还有一点要注意，米汤中的脂肪氧化酶可破坏牛奶中的维生素A，所以给宝宝喝米糊、米汤、米粉的时候，就不要往里面加奶粉了。

玥宝妈妈：非常感谢大家，感激涕零。

莫奇妈妈：不要和我们客气，都是一家人。以后你有什么经验也可以在咱们这儿分享，也可以让其他的妈妈受益。

## 🍒 补铁要吃蛋黄

意面妈妈：我都还没说完呢，你怎么就收尾了呢？刚才只说了吃米汤、米糊什么的，我还没说吃蛋黄呢。在做水煮蛋的时候要冷水下锅，然后慢慢加火升温，煮沸后转小火煮两分钟后关火，再在水中浸泡五分钟。熟了之后，取出蛋黄，放到碗里，用勺子背碾成泥，加入奶或者水冲调开即可。

为了让鸡蛋冷却，有人喜欢将热鸡蛋放入冷水中。这样做会让鸡蛋冷却得快，但是这种做法是不对的。因为冷水中的细菌会通过鸡蛋皮的孔隙钻到鸡蛋中去。所以，还是自然冷却比较好。

最开始的时候，只能给宝宝吃八分之一的蛋黄，依据宝宝的接受程度逐渐添加到四分之一、三分之一、半个、一个。

## 🍒 吃蛋黄的禁忌

阳光育儿王老师：蛋黄含有丰富的铁，虽然蛋黄中铁的吸收率不是很高，但是此时的宝宝还不能吃肉，不能从肉类中获取到铁元素，那么蛋黄仍然是重要的铁元素来源。维生素A、维生素D、维生素E遇脂肪溶解容易被机体吸收和利用。丰富的维生素A、叶黄素和玉米黄素对婴儿视力的发育有很大帮助。同时，鸡蛋中所有的卵磷脂均来源于蛋黄，卵磷脂提供的胆碱是乙酰胆碱合成所需的重要物质。而乙酰胆碱是一种非常重要的神经递质，也就是说蛋黄可以促进大脑的发育，所以蛋黄一般也被作为婴儿辅食添加初期的首选食物之一。

咱们小时候的辅食添加是从蛋黄开始的，但是现在经研究表明，蛋黄更容易导致宝宝过敏和消化不良，所以现在提倡辅食添加要从米粉开始。米粉是最不容易导致过敏的食物。给宝宝添加米粉、菜泥、果泥等辅食，吃这些都不容易过敏，等宝宝越发稳定的时候，差不多需要一个月时间，这时候就可以给宝宝吃蛋黄了。

爱婴陈老师：再补充一点，鸡蛋黄虽好，但不宜多食。两岁以内的婴儿，每天吃一个即可。食用过多会造成对肾脏的伤害。如果在婴儿的粪便中发现像蛋白一样的东西，就表明孩子没能消化吸收蛋白质。这样最好就不要直接给婴儿吃鸡蛋，可以拌到米粉中一起吃。

宝宝需要添加辅食的信号

1. 体重增加到出生时候的两倍或以上；

2. 宝宝有想吃的欲望；

3. 宝宝可以支撑自己的身体；

4. 夜哭可能是宝宝太饿了；

5. 伸舌反射消退。

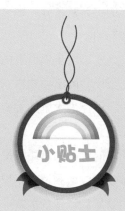

# 二、宝宝长牙了

## 🍒 宝宝咬人怎么办

玥宝妈妈：非常感谢上一次大家对我的帮助，我家玥宝很喜欢吃米粉啊，我是用生米粉给她熬的。应该也是新米，让亲戚从老家农村给弄来的，天然的很新鲜，熬出来的米糊糊有香甜的味道。现在用直径6厘米、高5厘米的小碗喂饭，玥宝能吃半碗呢。

莲宝妈妈：恭喜恭喜啊。我家莲花还是喂了一星期才吃的，刚开始都不肯吃，弄得满脸都是，像个花猫。

玥宝妈妈：记得上次莫奇妈妈说要是有什么经验可以和大家分享。其实我也没有什么经验，不过我在玥宝的辅食上面有了新的尝试，在这里说一下，让大家看看是否正确。如果正确，也能给家里有小宝宝的妈妈提供些参考。

心儿妈妈：那真是太好了！我家心儿比玥宝小4天，现在我家宝宝已经有一颗小牙长出来了，虽然只是冒出了一个尖，但是咬人很疼。

莲宝妈妈：是的，小朋友长牙的时候都会咬人的，因为他的牙床不舒服，你想想看我们大人长牙的时候牙床也是很疼的，所以我们也要体谅宝宝，他们也不是无理取闹的。

心儿妈妈：体谅当然是体谅的，不过真的很疼，不知道大家有什么办法没有？

小言妈妈：给他吃磨牙棒或者牙胶，缓解一下吧。不过吃磨牙棒的时候一定要让宝宝坐好，上身保持直立，旁边一定要有人，否则要是万一断掉，很容易弄伤宝宝的。磨牙棒和普通的饼干不一样，它的作用是普通的饼干不能代替的。因为磨牙棒的硬度适中，在宝宝的牙龈上磨蹭，可以促进刚刚萌生的乳牙长出来。宝宝在咀嚼的时候还锻炼了颌骨，为以后长出健康的恒牙也打下好的基础。当然还有一点就是宝宝咬磨牙棒能缓解他长牙时候的不舒服，就不会乱咬东西了。如果一定要咬，咬磨牙棒总比吃手指强得多。

## 🍒 宝宝长牙的迹象

玥宝妈妈：我家玥玥虽然没有长牙，但是最近总是喜欢吃手，流口水，怕也是要长牙了。

爱婴陈老师：是啊，这些都是长牙的征兆。据说宝宝大概在七个月大的时候开始长出第一颗牙。早点儿长、晚点儿长也都没关系，一般一岁的时候能长出来就没什么问题。就像心儿宝宝还不到六个月就长牙了，也是正常的。宝宝在长牙之前一般都会流口水，喜欢乱咬东西，揪耳朵，脸颊到处蹭，当然还有的宝宝反应比较强烈，他们的下巴或者脸上会起疹子，还有的像生病了一样，会有轻微的咳嗽、腹泻或者稍微有一点儿发烧的症状，有的宝宝脾气会变得略暴躁，喜欢生气，不肯睡觉。这些都是长牙的迹象。

玥宝妈妈：原来如此，太神奇了。那么宝宝长牙的时候需要注意什么呢？我突然发现我是十万个为什么，总是问这问那的。

## 🍒 长牙要注意的事

石头妈妈：我想，第一应该是注意卫生。我们大人都是要刷牙的，宝宝也需要，当然不是用牙刷、牙膏，用纱布蘸些凉开水就行，把残留在宝宝小牙齿上面的食物渣擦下去，免得细菌滋生。

还有就是看好宝宝，不要让他跌倒，万一跌倒撞到牙齿就糟糕了。要少让宝贝吃甜的，小心蛀牙。当然宝宝正是吃甜食吃得比较多的时候，那么就参照第一条，给宝宝擦干净。

玥宝妈妈：是啊，我还以为只有大人才刷牙，原来小朋友也要刷牙的。听朋友说她家小朋友咬人咬得非常厉害的，按她的原话是"快要咬掉了"，听起来就恐怖。除了磨牙棒，有没有妙计可以改变这样的现状啊？

## 🍒 宝宝咬人的原因

爱婴陈老师：对于宝宝咬乳头的问题，其实也是有多种可能性的。比如奶量少，不能保证宝宝的需求，吃不饱奶的宝宝在情急之下会咬妈妈。还有比如宝宝感冒了，鼻塞，都会造成宝宝咬人的。还有的宝宝是用这种方式引起妈妈的注意，希望得到更多的关注。当然最主要的还是乳牙萌出的时候，宝宝幼嫩的牙床会又肿又痛，这个时候他就会咬东西，减少自己的疼痛感。

## 🍒 被咬的妈妈要这样不要那样

爱婴陈老师：虽然很疼，但是被宝宝咬的时候，妈妈一定不要大喊大叫，更不能骂宝宝，这样有可能吓到宝宝，也有的宝宝以为这是你在和他玩耍，咬得更加厉害。不过你可以和他讲道理，别以为宝宝什么都不懂，其实宝宝很明白道理的，你要很严肃地告诉他，宝宝这样做是不对的，这样的话妈妈会很疼，语气一定要严肃，宝宝会读懂妈妈的语气。

同时，妈妈千万不要急着想要把乳头从宝宝的口中夺出来，这如同"虎口夺食"，宝宝是不肯松口的，如果妈妈使劲儿往外拽，一定会弄伤自己。正确的方法是用手指垫进宝宝的嘴里，将乳头拿出。

宝宝长牙的时候，妈妈一定要提高警惕，因为长牙的宝宝大多都会咬妈妈。这个时候喂奶，更加要注意观察，看宝宝含住乳头的方式是否正确。正确的方式是要含住整个乳晕，而非仅仅含住乳头，如果宝宝只含住了乳头，那么就很容易咬到妈妈了。一旦宝宝在吃奶的过程中嘴巴有从乳晕向乳头滑动的趋势，那么小宝宝很可能就是要"犯坏"了。

有些妈妈喂宝宝的时候看见宝宝睡着了，睡得很香，就舍不得将宝宝放下，让宝宝含着乳头睡觉。这样做是不对的。宝宝很可能在睡梦中就咬到妈妈。

如果妈妈觉得宝宝的牙床非常不舒服，可以给宝宝咬一块牙胶，当然胡萝卜也是不错的选择，使用起来既卫生又放心。

在喂宝宝的时候最好给宝宝创造一个安静温馨的环境，就像我们大人吃饭的时候也不要看电视一样，让宝宝不会受到外界的干扰。也许他听到什么响动，就会想要转过头去看一下，这个时候他就会不经意咬到妈妈。

因为总是挨咬，很多妈妈就想给宝宝断奶，如果是因为这个就给宝宝断奶的话，其实是很可惜的。所以妈妈们还是平时多注意一些。

心儿妈妈：谢谢陈老师。我回去试一下，但愿这样宝宝就不会咬我了。这是一个供大家交流分享的平台，真是太好了。感谢澄宝妈妈为大家搭建了这个平台。还有这么专业的老师给大家讲解。刚才玥宝妈妈说要分享食谱，洗耳恭听。

澄宝妈妈：多谢心儿妈妈的赞赏。其实搭建这个平台的初衷就是给大家一个可以说说话的地方。我也是一名孩子的母亲，我觉得一个女人的第一职业便是母亲。我最大的愿望就是大家可以在这里畅所欲言。


## 🍒 哪些食物助牙苗壮成长

阳光育儿王老师：刚刚大家提到长牙的事情，我想提一些建议，长牙初期的宝宝要吃一些富含多种维生素和矿物质的食物，特别是含钙高的食物，比如土豆、豆制品等。这样不但可以补充营养，同时也刺激了宝宝的味觉、视觉和嗅觉。而在牙齿的"破土期"，就像心儿那样长出一点或者是牙床很硬的那个时期，妈妈也要给宝宝添加一些钙质足的食品，同时要锻炼他磨牙。

## 🍒 土豆泥做起来

意面妈妈：那不如我来说说土豆泥的做法吧，这是很适合宝宝吃的。其实很简单，先将土豆削皮洗净，放到锅里煮烂或者隔水蒸也可以。用筷子轻松插到内部就说明煮烂了。煮烂后捞出放入研磨器中，捣碎。如果没有这套设施，就直接放入碗中，用擀面杖的一端将其捣碎。加入适量奶，别加得太多，太多容易稀，搅拌成泥糊状。

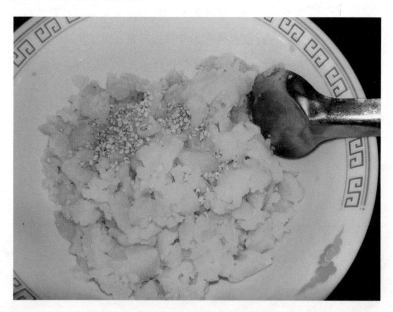

但是有一点需要特别注意，就是呈青色或者出芽的土豆一定不要给宝宝吃。还有就是里面呈白色的土豆味道较黄色的好吃一些，宝宝应该更喜欢。

阳光育儿王老师：意面妈妈说得对，土豆很适合宝宝吃，在西方国家它被称为地下苹果，它含有大量淀粉，能促进脾胃的消化功能，利于宝宝吸收，不会给宝宝肠胃造成很大的负担，很适合宝宝娇嫩的肠胃。还有，土豆中的蛋白质比大豆还好，最接近动物蛋白。另外，土豆还含有丰富的赖氨酸和色氨酸，这是一般粮食所不可比的。不光如此，土豆还富含维生素C、维生素$B_1$、维生素$B_2$、钾、锌、铁、磷等元素。最主要的是，土豆还是补钙的佳品。

莫奇妈妈：土豆性平味甘，无毒，能健脾和胃，益气调中，缓急止痛，通利大便，对热咳、消化不良及皮肤湿疹也有治疗功效。很适合宝宝吃。

## 🍒 豆制品含钙高

意面妈妈：王老师刚刚还提到了豆制品，的确豆制品的含钙量也是很高的，不过宝宝还不适合喝豆浆，那么我推荐一款适合宝宝吃的鱼泥豆腐。做法比土豆泥稍微复杂一点儿。鱼去皮、去骨，留下一块肉，剁碎，加入一块豆腐、一个蛋黄，朝同一方向搅拌均匀。然后将水煮开，上锅蒸20分钟后，出锅。

豆腐含钙量很高。而且据说豆腐的消化吸收率达95％以上。两小块豆腐，就可以满足一个人一天对钙的需要量。鱼的蛋白质含量很高，

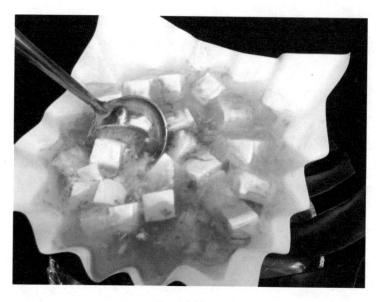

也非常有营养，对宝宝的脑部发育很好，另外鱼和豆腐搭配起来也很美味。

## 🍒 咋样的豆腐更好

莲宝妈妈：那我说一个挑选豆腐的小窍门吧，尽量给宝宝吃到好豆腐。首先要看，不是越白的豆腐就越好，正常的豆腐应该是乳白色或者淡黄色的，稍微有些光泽。还要看切口，切面处要细腻，结构均匀，没有杂质，没有黄水什么的往外流。摸起来软硬要适度，有些弹性。然后再拿起来闻一闻，优质豆腐有淡淡的豆香味，而劣质豆腐有豆腥味，甚至有的会有馊味。

心儿妈妈：那我回去就选几块好豆腐，希望心儿吃了能茁壮成长。

## 🍒 自制磨牙棒

意面妈妈：磨牙棒其实也是可以自己做的。最简易的磨牙棒就是胡萝卜切成磨牙棒那么大的条状。当然，我意面妈妈不会只说这么简易的方法了。食材依然简单，鸡蛋、香蕉、米粉。香蕉要选那种皮黄的。青色皮，不熟的香蕉不要给宝宝吃。做法就是先将香蕉碾成泥，放到米粉中，加鸡蛋、水，和面，面和好后，盖上保鲜膜"醒"20分钟，擀成厚片，用刀切成大小合适的条，再用手捏成适宜的形状。最后，放到烤箱中烤20分钟就差不多了。

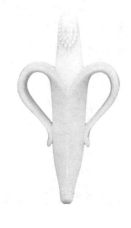

## 🍒 快乐食品香蕉

阳光育儿王老师：下面我给大家讲一下香蕉。香蕉在人体内能帮助大脑制造一种化学成分——血清素，这种物质能刺激神经系统，给人带来欢乐、平静及瞌睡的信号，甚至还有镇痛的效应。因此，香蕉又被称为"快乐食品"。香蕉中不仅含有丰富的钾和镁，而且含有多种维生素和糖分、蛋白质、矿物质。含钾量丰富，可平衡钠的不良作用，并促进细胞及组织生长。同时，常食香蕉不仅有益于大脑发育，预防神经疲劳，还有润肺止咳、防止便秘的作用。

莫奇妈妈：香蕉味甘性寒，主要有清肠胃、治便秘、清热润肺等功效。但是由于香蕉性寒，腹泻者应少食。不过，香蕉经过蒸或者煮，寒性会减退。

莲宝妈妈：吃香蕉令人快乐这个我倒是早就听说过。莲宝比较胖，还喜欢吃香蕉。以前，我真的很怕她超重，不过后来我知道了，虽然香蕉甜甜的，但是卡路里不高，现在莲宝吃香蕉粥我都不怕了。

阳光育儿王老师：补充一下，空腹的时候最好别吃香蕉，会给心脏造成负担。


## 选对胡萝卜与鱼

玥宝妈妈：终于轮到我出场了！现在我来说一下我这段时间给玥宝准备的辅食——胡萝卜鱼泥米粉。其实做法很简单，就是在宝宝的米粉中加入鱼泥。

鱼一定要新鲜。大家都知道活鱼、鲜鱼肯定比死了的鱼好，但是有些鱼是打了"兴奋剂"的，我们只要不买到这种鱼就好。

对于挑选鱼的方法，首先，我们要看鱼游泳的姿势，健康的鱼游泳的姿势是轻松流畅的，如果我们发现鱼游的时候鱼身"一头沉"或者倾斜，那么这鱼就是不健康的。

其次，我们要看鱼的身体，整体观察这条鱼，健康的鱼的身体应该是完整并且均匀的。鱼鳞的外观应该紧密，排列整齐，鱼的身体表面不应该出现白斑和伤痕，形态也要正常不能变形。看完全身看局部，鱼的眼睛应该清亮通透，饱满并且向外凸出。如果发现鱼的眼睛内陷或者有淤血，那基本就可以判断这条鱼不是新鲜的了。除了看鱼的眼睛，我们还可以看鱼鳃，健康的鱼鳃应该是鲜红色的，并且有正常的鱼腥味，而不是其他的味道。如果鱼鳃的颜色发暗甚至呈灰褐色，那么这条鱼一定不新鲜。接下来看鱼腹，不新鲜的鱼由于微生物在它的腹腔内繁殖，从而产生了大量的气体，这样鱼腹就会膨胀，肛门外凸，而新鲜的鱼不会十分膨胀，肛门也是内缩的。

还要摸鱼肉。新鲜的鱼肉应该是紧实而有弹性的，用手按下去，会感觉到鱼肉很紧实，手放开以后，鱼肉被按下去的凹陷会迅速地回弹，像馒头一样，而不新鲜的鱼一按就会是个坑。

那么怎样识别那些不新鲜的鱼呢？看起来很新鲜，其实是处理过的鱼有什么特点呢？它们一般异常活跃，身上的鱼鳞脱落，且有外伤，鱼的眼睛浑浊有淤血。碰上这种鱼，可千万不要贪图便宜啊！

下面我再来说一下如何挑选中意的胡萝卜。以前我买东西就喜欢买大个的，觉得好切。可是不是所有东西都是个大就好，比如胡萝卜。挑选胡萝卜一定要挑选色泽鲜嫩、橙红色的。因为胡萝卜中含有胡萝卜素，颜色越深的胡萝卜所含的胡萝卜素越多。另外，要买中等或者偏小个的，用手掐一下，要有水分，表皮要光滑，没有根毛、无岐根、不开裂、无畸形、无污点，根部不能是绿色的。中间的心细一些的，这样的胡萝卜就是好胡萝卜了。顺便说一句，胡萝卜不能和苹果、马铃薯放在一起，否则胡萝卜会变苦的。

刚开始的时候我先给玥宝吃的胡萝卜米粉，后来又吃了鱼泥米粉，她都非常喜欢，后来就演变成了胡萝卜鱼泥米粉。当然，我不弄米粉，熬成粥也可以。

### 🍒 胡萝卜鱼泥米粉的做法

玥宝妈妈：下面就给大家讲胡萝卜鱼泥米粉的做法。将鱼切段，取中段，放到锅里蒸，清蒸即可。将给宝宝吃的那一部分拿出来，其他的家里做菜吃掉就可以了，不要一股脑都给宝宝蒸出来，现吃现蒸就可以，比如家里蒸米饭啊，放到上面的屉上就可以了，也没有必要特地为了一点儿东西开一次火。尽量保证宝宝吃的是当天的就可以。胡萝卜也一样，洗干净，切薄片，容易熟。因为里面的心会比较硬，不容易弄成泥，所以也可以在没蒸之前将心去掉。

鱼和胡萝卜蒸好后，胡萝卜直接捣成泥。鱼要先去掉刺，然后用勺子背碾成泥，搅在米粉里给宝宝吃。鱼我选的是鳜鱼，鳜鱼刺比较少，处理起来比较方便。蒸熟后，挑出鱼刺。当然我有一个取巧的方法，就是给宝宝吃鱼腩部分，那个地方只有大刺，很容易去掉的。

很早前就听说过，四条腿的不如两条腿的，两条腿的不如一条腿的，一条腿的不如没有腿的。没有腿的说的就是鱼。宝宝吃鱼能够更聪明，鱼肉能健脑、补脑、益智，据说还能保护心血管。最主要的是鱼里面含有DHA，DHA可以促进宝宝的视力发育，让宝宝心明眼亮。而且鱼肉的营养较易被吸收，容易消化，非常适合宝宝。

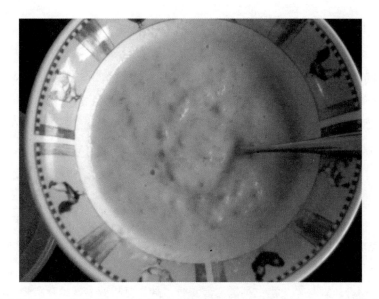

意面妈妈：插句嘴。刀鱼和鱿鱼之类的就不要给宝宝吃了，这种鱼胆固醇高。

玥宝妈妈：哦，这个还真的没有研究过，谢谢意面妈妈的补充。胡萝卜又叫小人参，营养价值很高的。可以明目，保护宝宝的呼吸道，促进宝宝的成长发育，让宝宝面色红润有光泽，有助于宝宝排便。

## 🍒 胡萝卜虽好，不宜多吃

阳光育儿王老师：看来玥宝妈妈真的下了大工夫，说得头头是道。我就补充一点，胡萝卜虽好，但是也不能多吃。吃多了宝宝的脸色会发黄，出现恶心、呕吐的症状，不爱吃东西，或者看上去像"上火"，这都有可能是胡萝卜吃多了引起的。各位妈妈们也不用担心，我们只是给宝宝的辅食中加了一两勺胡萝卜，不会给宝宝带来不好的影响。还有就是可以用大骨汤和胡萝卜一起做米粉，因为骨汤中的脂肪有助于胡萝卜素的吸收。

玥宝妈妈：原来如此，听了吃胡萝卜的副作用，我吓了一跳，原来那只是吃多了胡萝卜造成的，真是虚惊一场啊。

## 🍒 别突然给孩子断奶

阳光育儿王老师：我也不是危言耸听，如果打胡萝卜汁给宝宝喝的话，就要注意，一定要稀释，否则就有可能摄入超量胡萝卜素。

另外我想说的是宝宝在添加辅食初期应该吃泥糊状的食物，但是伴随着宝宝逐渐适应并长出牙齿，我们就可以给宝宝吃粗颗粒的食物了，粗颗粒的食物可以锻炼宝宝的咀嚼能力，并且他有牙齿可以进行咀嚼，一般也不会被卡到。

同时，这个时候宝宝也进入了离乳的初期。给宝宝断奶是一个过程，而非突然断奶，这样是不对的。每天给宝宝吃一些鱼泥、蛋、肉泥、猪肝泥等，这些物质可以补充铁和动物蛋白。吃蛋要先吃蛋黄，八个月以后再尝试给宝宝吃全蛋，煮蛋和蒸蛋的营养比其他做法丰富一些。八个月以前给宝宝吃米，八个月以后可以尝试给宝宝吃面，就是麦子做成的面粉，以防过敏。

### 婴幼儿出牙时间与数量

婴儿出生后4～10个月开始出乳牙，到1岁时一般萌出6～8颗，再到2岁至2岁半时出齐20颗乳牙。

# 三、 生病的宝宝"轻轻"补

## 🍒 蒸蛋秘籍

意面妈妈：刚刚王老师说到鸡蛋。一般大家都是煮了蛋，然后将蛋黄拿出来，碾碎拌在米粉里面吃的。上次我也和玥宝妈妈说了煮蛋的事情，不过有些宝宝是不喜欢吃煮蛋的。不要总给宝宝吃煮蛋，偶尔也可以换个口味。我这有蒸蛋的秘籍，可以和大家分享。

首先将鸡蛋打在碗里，用筷子或者打蛋器打成蛋液。往蛋液中加入1.5倍的清水。这里的清水指的是温水或者凉开水，一定不要用冷水，冷水蒸得不够嫩滑，当然也不能用开水，用开水很可能冲成蛋花汤。加水后继续搅匀。当然我们可以用奶或者鸡汤、骨汤代替水，效果极佳。如果上面有很多泡沫，就用小筛子之类的东西过滤掉。防止形成蜂窝的方法就是不让蛋液中有气泡。打蛋时要顺着一个方向不停搅拌，直到蛋液变得细滑。防止蒸蛋上出现坑或者透水的方法是在蒸蛋的碗上面用盖子或者保鲜膜盖住。要小火慢炖，否则很容易"老"的。

为了给宝宝增加营养，蒸蛋的时候里面可以加入更多的东西，比如肉末、碎菜、虾茸，都可以放的。当然，碎菜、鱼泥可以在宝宝五六个月的时候加，肉末、肝泥要到七八个月，虾茸最好等宝宝过一岁再给他吃吧，要不然很容易过敏的。

玥宝妈妈：说到这个，我正好问一句。我上次蒸蛋，怎么也不成形，也不知道怎么回事。

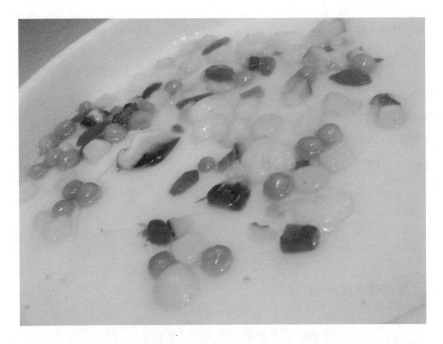

意面妈妈：哈哈，我猜到了。你从饮水机接的纯净水吧？

玥宝妈妈：啊！这你也知道。

意面妈妈：果然是。用纯净水是不行的，水里面的某种物质要和鸡蛋里的物质元素相结合，蛋液才能凝结。纯净水不含有那种物质，当然不成形了。

石头妈妈：蒸蛋还有这么多学问，真是大开眼界了。个人感觉蒸蛋软软的，好像比煮蛋容易消化。

## 🍒 生病了别吃蒸蛋

爱婴陈老师：石头妈妈这种想法很多妈妈都有，比如宝宝生病了，觉得其他的东西不好消化，就给宝宝蒸蛋羹吃，其实这么做是不对的。大家都知道生病的时候宝宝的消化系统功能较弱，而鸡蛋过"补"，它含的蛋白质很高，这对宝宝的身体是一种负荷，不如给宝宝吃些蔬菜、米汤、米糊之类的好些。

石头妈妈：原来是这样，还以为如果宝宝生病了，吃蒸蛋比较好消化呢。

## 🍒 生病要多摄入水和维生素

爱婴陈老师：生病的孩子需要补充大量的水。因为水分是维持体内各项生理功能不可或缺的一种物质，并有维持体温和排出毒素的功效。当宝宝发烧、呕吐或腹泻时，容易导致水分的流失，严重时宝宝还会有脱水的现象，进而使宝宝出现体重降低、疲倦、易怒等情况。

还有就是要给宝宝及时补充维生素。维生素A能维持细胞组织的健康，增强对传染病的抵抗力。维生素E可以保护维生素A不受氧化破坏，促进维生素A的吸收，还能在疾病发生时降低病毒造成的身体伤害，并协助其他营养素发挥更良好的功能。维生素C有增强身体免疫能力、促进外部伤口愈合等功能。在宝宝生病时，身体需要有各种营养素的帮助，使免疫系统更加健全，以抵抗外来的细菌和病毒的攻击。维生素$B_1$是三大营养素中糖类代谢所必需的营养素，且可促进生长、促进肠胃蠕动，并与消化液的分泌和增进食欲有关。生病的宝宝一般都会食欲不振，维生素$B_1$可以改善宝宝食物摄取量不足的现象。维生素$B_2$也是不可或缺的，维生素$B_2$是活细胞中代谢作用所必需的，并能促进宝宝生长发育。在生病时补充可使体内各项代谢维持正常，并让宝宝健康成长。

## 🍒 给宝宝喝点白菜水

意面妈妈：那我来介绍几款适合宝宝生病时吃的饭。

白菜水，其实也不是饭，应该是饮料吧。做法就是将白菜洗净取嫩白菜叶在清水中浸泡半小时后取出切碎放入碗中，同时将一碗水煮沸，将白菜倒入沸水中煮2分钟，关火，用勺子背挤压菜叶，使菜汁流入水中。最后捞出菜叶即可。

需要注意的是，洗白菜时可以往水里放一点点盐，可以便于洗出藏在叶子里面的小虫子。第二呢，就是大白菜中含有硝酸盐，硝酸盐虽然没毒，但腐烂之后，就会还原成有毒的亚硝酸盐。亚硝酸盐是致癌物，所以坏了的大白菜千万不要吃。第三，大白菜含的维生素C很丰富，所以应先洗后切，以防维生素C大量流失。

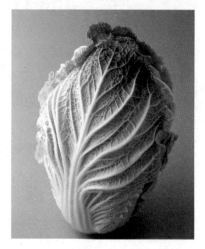

阳光育儿王老师：大白菜中的膳食纤维和维生素A、维生素C的含量都很高，对宝宝的肠道健康、视力发育和免疫力

的提高都有很大帮助。而且白菜中锌的含量也在蔬菜中名列前茅，对提高宝宝免疫力、促进大脑发育有很好的帮助。

莫奇妈妈：中医药理认为，偏寒性的白菜可以平衡体内的燥热之火。

### 🍒 新鲜玉米糊

意面妈妈：现在新鲜的玉米上市了，可以做一点鲜玉米糊给宝宝吃，也非常不错的。方法是，准备玉米半个，把玉米粒从玉米上剥下来，用搅拌机打成浆，滤出玉米汁，放到锅里煮成黏稠状即可。

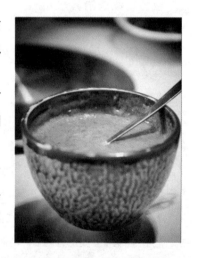

阳光育儿王老师：婴幼儿和成人一样，要粗细搭配。粗粮具备很多细粮不具备的对人体有益的功效。玉米中含有丰富的纤维素，可刺激胃肠蠕动有助于排便，拉肚子的小朋友不适宜吃。玉米中富含的维生素E，能提高宝宝的抵抗力。此外，玉米还能刺激大脑细胞，增强宝宝的脑力和记忆力。特别是玉米中还含有较多的谷氨酸，谷氨酸有健脑作用，它能促进脑细胞的呼吸，在生理活动过程中，能清除体内废物，帮助脑组织排除氨，所以常食可以健脑。

## 🍒 梨酱很美味

意面妈妈：那我再说一个梨酱的做法。食材就是梨1个，冰糖适量。将梨去皮去核，切碎，放入锅中与冰糖同煮。待梨酥烂后，一边煮一边用勺子碾压成糊。冰糖不要放太多，一点即可。

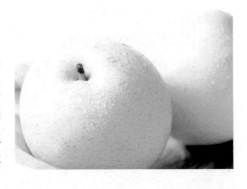

阳光育儿王老师：梨有百果之宗的声誉，富含维生素A、维生素B、维生素C、维生素D、维生素E，钾的含量也不少。同苹果一样，它还含有能使人体细胞和组织保持健康状态的氧化剂。吃梨还对肠炎、便秘、厌食、消化不良、贫血等疾病有一定疗效。同时可以帮助人体净化器官、储存钙质，促使血液将更多的钙质送到骨骼里。

莫奇妈妈：梨性寒，可润肺生津、清肺热，从而止咳祛痰，但宝宝腹泻时不宜吃梨。

澄宝妈妈：记得小时候出疹子妈妈就给我煮梨水喝，对那个味道念念不忘，吃梨去火应该是很好的。

## 🍒 喝果汁的宝宝尿不黄

澄宝妈妈：小宝宝可以喝一些果汁或者蔬菜汁，或者用勺子刮一些水果泥直接食用，比如香蕉或者面苹果都可以。等宝宝长牙了，就让他自己啃。

果汁用榨汁机或者豆浆机就能打的，需要加水的就加入凉开水，怕宝宝喝了着凉的话，喝的时候用暖奶器热一下。每天给宝宝吃一次水果，外加喝两次果汁，我家澄宝尿的尿很好，不黄，也没有什么味道。

## 🍒 鸡汤冲米粉

小言妈妈：用鸡汤、骨汤之类的给宝宝冲米粉或者煮一些蔬菜都是不错的选择，宝宝可以吸收汤里面的营养。还要给宝宝吃肉，用肉末蒸南瓜、土豆之类的过水即软的蔬菜都很好。

## 🍒 巧吃根茎类——山药

意面妈妈：也可以给宝宝吃些南瓜、土豆，还有山药、山芋、胡萝卜。给宝宝添加蔬菜的顺序就是应该先添加根茎类的，以后才是叶菜类。根茎类的都可以蒸，然后捣成泥，加在米粉或者米粥里面。当然也可以添加肉末、肉汤、鸡蛋黄。山药最好选择淮山药，就是那种瘦的、有韧性的、晃动几下不易断裂的。淮山药能治咳嗽和拉肚子，对宝宝的皮肤和头发也都有好处，而且营养价值高。

莫奇妈妈：是的，山药具有健脾补肺、益胃补肾、聪耳明目、助五脏、强筋骨的功效。

## 🍒 巧去山药皮

玥宝妈妈：可是山药刮皮真是费劲啊，每次手都会又红又痒。不知道谁有什么好办法传授一下，可以简单地去掉山药皮。

莲宝妈妈：我以前都是戴着手套用刮皮器刮的，确实很烦，山药表面很滑，拿都拿不好。

意面妈妈：其实很简单的，反正我们是要把山药蒸给宝宝吃的，那么就将山药洗一下，不去皮，直接放到锅里面蒸。等蒸熟了，晾凉了，用手一剥，那层薄薄的皮就掉下来了，一点儿不浪费，比去皮器去得干净。还要注意的就是，如果山药上有须根，蒸的时候先别去掉，等剥皮的时候有根更好，用手一揪就起来了。

澄宝妈妈：接着说呗，把什么南瓜啊、山芋啊、土豆啊，都给大家讲了吧。

## 🍒 吃南瓜喏

意面妈妈：既然群主发话了，不敢不听啊。先说南瓜，南瓜好啊。至于怎么好，让我们那位白衣天使来讲吧。

莫奇妈妈：好像说的是我啊，那我就讲讲。吃南瓜可以提高宝宝机体免疫力，宝宝少生病，妈妈多放心嘛。大家都知道宝宝要是缺锌就会食欲不振，南瓜中就含有锌这种微量元素，宝宝吃了会增强食欲，促进成长发育。中医认为，南瓜甘温，能补中益气，通络止痛，解毒杀虫。南瓜中含有丰富

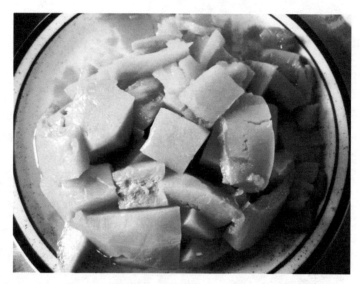

的果胶物质，可以吸附肠道内的铅、汞，还有细菌等有害物质。最后一点就是南瓜具有降糖降压防癌的作用，这些听起来好像跟宝宝比较遥远，但是在小时候就给宝宝打好身体的基础，终归是件好事。

心儿妈妈：听上去确实不错，今天晚上我就给心儿的大米糊糊里面放一点儿。

意面妈妈：原来你除了"中医讲"，还知道"钙、铁、锌、硒、维生素"啊。

莫奇妈妈：当然了，我什么不知道啊？我还知道那种绿皮的，里面的肉也是黄绿色的，大小和拳头差不多的小南瓜又甜又面，适合给宝宝蒸着吃。那种黄色的个大的不那么甜也没有那么面，妈妈挑选南瓜的时候要注意。

对了，刚刚净说了南瓜的好处，没说应该注意的地方，因为南瓜性温，所以吃多了不利于消化。宝宝要是闹肚子，或者是肚子胀的时候，最好不要给宝宝吃南瓜。南瓜虽好，可不要贪吃。

意面妈妈：小宝宝可以吃蒸的，针对大一点儿的宝宝嘛，可以将南瓜泥团成团，然后用鸡蛋面糊裹住，放到锅里炸，就是传说中的南瓜饼，干净又好吃。不过还是少吃油炸的好。

莲宝妈妈：是啊，上次我确实准备做南瓜饼的，后来有事情耽搁了，结果再去看的时候整个南瓜竟然已经长毛了。

意面妈妈：是吗？南瓜其实是比较好储存的蔬菜啊。你是怎么存放的？

莲宝妈妈：没怎么特意存放，就放在塑料袋里面了。

意面妈妈：洗过的吧？

莲宝妈妈：是啊，你怎么知道的？

意面妈妈：南瓜这东西就怕洗后马上放到塑料袋里面，这样很容易坏的。如果有一次吃不完的南瓜，就用干净的没有水的小勺，把瓜瓤挖出去，然后用保鲜膜包住，放到冰箱冷藏，这样能持久保鲜。

莲宝妈妈：真的啊？下次注意。


## 🍒 说说山芋

阳光育儿王老师：说完南瓜说山芋，山芋也是很常见，但是很有营养的食物。山芋在有的地方叫地瓜或者红薯，有"营养最均衡食品"的美称，它富含蛋白质、淀粉、果

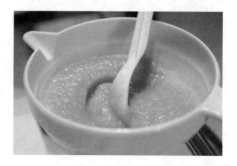

胶、氨基酸、膳食纤维、胡萝卜素、维生素A、维生素B、维生素C、维生素E以及钾、铁、铜、硒、钙等十余种微量元素。山芋中大量的膳食纤维，能够增强胃肠蠕动，有通便排毒的效果。而且它包含的黏蛋白可以保护心脏。其富含的大量维生素C能提高人体免疫力，还有维持牙齿、骨骼、血管和肌肉的正常功能，促进钙、铁的吸收，防止坏血病等有益的作用。山芋中所含的赖氨酸，是人体所必需的8种氨基酸之一，能调节体内代谢平衡，促进人体发育，增强免疫功能，对宝宝的身体健康和骨骼发育都有着重要的作用。同时赖氨酸还有提高中枢神经组织功能的作用，有助于提升孩子的智力，增强记忆力。对于山芋还有一点不得不提，就是我们所吃的肉、蛋、鱼等食物都是酸性的，而山芋是碱性的，可以中和过多的酸性物质，维持身体的酸碱平衡，从而维护了身体的健康，使宝宝体能好，少生病。

心儿妈妈：哎呀，真不知道吃山芋有这么多好处呢！看起来还真是应该多吃点山芋呢！

宝宝要吃的十大水果
NO1：苹果、香蕉
NO2：哈密瓜、番茄
NO3：梨、菠萝
NO4：柿子、甘蔗
NO5：柑橘、草莓

小贴士

# 四、对洋快餐、反季菜说"NO"

### 🍒 反季节的菜可不好

石头妈妈：是啊，很多家长都会觉得便宜的、大众的就是不好的，而价格贵的、进口的、反季节的菜就是有营养的，其实事实未必如此。尤其是反季节的东西，价格又贵又不好。万事皆有规律，破坏规律的一般都是不好的，反季节打破了植物自身的生物学本性。而且反季蔬果一般都是在大棚中生长的，大棚就是用塑料膜罩起来，里面还要加光照，温度和湿度高，对农药降解是有影响的，大部分的农药就会残留在果蔬上面。不仅农药多，而且化肥也多啊。因为种的时候是打破规律的，土壤的质量也会下降，那么就只好多施肥。此外，一般卖到我们手里的蔬菜都是经过很远的路程，在运输的过程中，很多营养物质都流失了。为了保证运输的时候不变坏或者卖相好，很多果蔬都被加了添加剂，这些对人体都是有害的。反正我是非常不喜欢反季果蔬的，想给孩子吃纯天然的不如自己在阳台上种一点。

莫奇妈妈：石头妈妈说的还真不是危言耸听。食物和药物是一样的，要讲究"气"。应季蔬果符合节气规律，才能得到天地之精华，正如《黄帝内经》中说的"司岁备物"。司岁备物得天地之专精，非司岁备物则气散也。就是说要遵循大自然的阴阳气化采备药物、食物，与节气相顺应的就是与阴阳气化相顺应，这样的药物、食物得天地之精气，气味淳厚，营养价值高。按照阴阳气化来论，植物生长都有一定的生长周期，违背自然生长规律的植物，违背了春生夏长秋收冬藏的寒热消长规律，会导致寒热不调，气味混乱，徒具其形而无其质。孔子也说"不时，不食"，所以大家还是吃应季果蔬比较好。比如春天要吃春笋、野蕨、香椿等，夏天要吃辣椒、茄子、黄瓜、西红柿等，秋天要吃生蚝、螃蟹、南瓜、丝瓜等，冬天要吃海参、萝卜、白菜等。

玥宝妈妈：你说的非常有道理。不过有时应季菜品少，每天吃的都一样，是很单调的，少添加一点反季菜就好了。

### 🍒 吃土豆必须去皮

莫奇妈妈：言归正传，我来说土豆。土豆性平，有调中和胃、健脾、益气之功效，能改善肠胃功能。

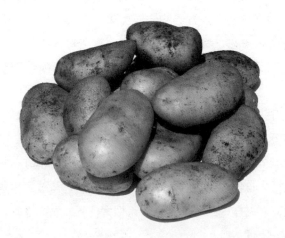

意面妈妈：吃土豆的时候一定要削皮。因为土豆皮中含有生物碱，这是一种有毒物质。人体摄入大量的生物碱，会产生恶心、腹泻等中毒的反应。发芽的土豆千万不能吃，不要以为将芽挖去就行了。土豆发芽的时候，芽孔周围含有大量的龙葵素，这是一种神经毒素，可以抑制呼吸中枢。绿皮的土豆也千万不能吃，绿皮的土豆中含有的毒素比长芽的土豆更多。

要注意的是，土豆和山芋一定不要放在一起储存，很容易变质。但是土豆可以和苹果放在一起，将需要储存的土豆放在纸箱子里，再放上几个青苹果，然后盖好放到阴凉的地方。苹果自身能散发乙烯，可以使土豆保持新鲜不烂。

土豆去皮以后容易变色，是因为在空气中被氧化了，放到冷水中泡一下就不变色了，但是也别泡太久，营养会流失的，最好现吃现去皮。煮土豆的时候要用小火，要是用大火就会导致外面熟透了里面还是生的。新的土豆去皮的时候我们会用勺子往下刮，如果先放到热水中烫一下，然后再放到冷水中，皮会好去得多。

## 🍒 洋快餐的土豆没营养

莲宝妈妈：我再补充一点关于土豆的常识。很多宝宝爱吃洋快餐，比如炸薯条、土豆泥之类。如果宝宝爱吃土豆泥，妈妈最好还是自己做，又卫生又有营养。买快餐虽然比较省事，但是在加工的过程中，土豆已经被氧化了，大量的维生素C被破坏了，营养价值大打折扣。而且从小就给宝宝买洋快餐，以后很难控制宝宝的饮食习惯。土豆泥还好些，像炸薯条经过反复油炸会产生聚合物，会致癌的，更不能给宝宝吃。

### 吃了薯类少吃主食

爱婴陈老师：大家都太专业了，那我就补充一句：土豆、山芋这种薯类食品，既是蔬菜又是主食，所以在宝宝吃薯类的时候要减少主食的摄入量，比如加了三到四份的薯类就要相应减少一份主食。别把宝宝吃撑了。

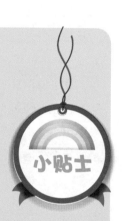

**宝宝最宜吃的蔬菜榜单**

1.豌豆：铜、铬等微量元素含量较多。

2.土豆：其营养丰富，有"地下人参"的美誉。

3.茄子：含有丰富的维生素E 和维生素P。

4.南瓜：含有淀粉、蛋白质、胡萝卜素、维生素B、维生素C等营养成分。

5.茼蒿：含有丰富的粗纤维。

6.扁豆：被称为"蔬菜中的肉类"。

7.菜花：含有一般蔬菜所没有的维生素K。

8.西红柿：番茄红素的天然仓库。

9.生菜：食用部分所含水分高达94%～96%。

10.胡萝卜：含有丰富的胡萝卜素。

## 五、省时有妙招——"宝贝快餐"

安安妈妈：我有一个比较棘手的问题，想和大家咨询一下。

意面妈妈：说来听听。

安安妈妈：我家安安七个月，我天天给他做辅食都要崩溃了，好麻烦。要是他能吃大人的饭就好了，不过这只是天方夜谭。有没有什么既省时省力又有营养的食谱啊？不知道各位前辈是怎么做的？

豆豆妈妈：是啊，给孩子做饭比给大人做还要麻烦，虽然量少，但是工夫可下得不少。我们大人有时候还可以凑合一下，可给孩子总不能凑合吧。一日三餐、四餐都要兼顾营养均衡，软烂适口，种类丰富。还不能吃剩的，要新鲜就得每顿都现做。并且他的饭要少油少盐少糖，又不能和大人的饭一锅出，真是头疼得很。

意面妈妈：那就听我来说说大人饭和宝宝饭也能"一举两得"的做法。省时省力，还营养、新鲜。

### 🍒 蔬菜米糊

意面妈妈：这个以前也讲过，就是在煮米粥的时候，将山芋、土豆、山药、胡萝卜、南瓜等根茎类的蔬菜切成薄片放到屉上同蒸。等粥好了，菜也软烂了，直接拿出来，用勺子背碾成泥就可以了。当然我们也可以将这些蔬菜剁碎，放到粥里面同煮，这样也没有任何问题。等宝宝稍大一些，食谱中除了可以加这些根茎类的菜，还可以加入一些肉末、蛋花之类的，很有营养。

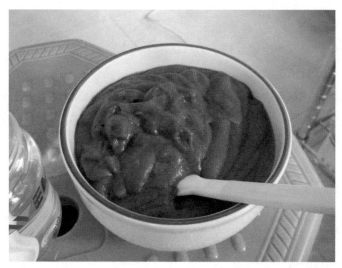

🍒 **馄饨面片汤**

意面妈妈：这可是我的经验之谈，有一段时间我自己在家里面带宝宝，那真是困难得很。别说给他做吃的，就是我自己都吃不上饭。天天给孩子冲袋装米粉，自己用微波炉热剩饭。后来有一个周末，我老公和我一起包饺子，他说不如多包一点，冷冻起来，平时我自己就可以煮着吃，也不费事。于是，我受到了启发，煮饺子孩子吃不动，但是馄饨可以啊。我们就集中包了很多馄饨，因为宝宝那时候才6个月吃不动太多的馅，就把馅包小一些，多煮一会儿，煮烂，宝宝就可以吃面片汤了。给宝宝煮馄饨的时候不要往水里面加盐，可以放点碎菜叶，馅里面的盐分在煮的时候就会渗出来，汤也是有滋味的。宝宝很喜欢吃。

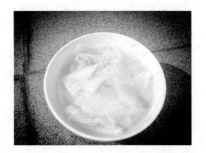

## 🍒 温暖牌浓汤宝

意面妈妈：所谓温暖牌浓汤宝就是熬鸡汤、骨头汤的时候，将汤晾凉后，放到冰格里面冻住。每次给宝宝煮面或者煮馄饨的时候拿出来，放一格冷冻的浓汤宝，简单又营养。刚才说的馄饨可以多做一些，面条、面片也可以多做一些，只要分成份冻好就可以了。吃多少，拿多少。

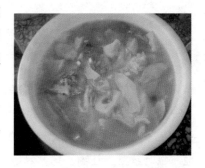

豆豆妈妈：真是受益匪浅啊。意面妈妈果然非同寻常，你也和图图妈妈一样，是出得厅堂下得厨房的营养专家啊！

意面妈妈：见笑见笑，过奖过奖。

# 六、补血——宝宝面色红润精神好

丫头妈妈：真是惆怅，6个月的宝宝去医院体检发现贫血了，不知道怎么办呢。请各位高人指点。

澄宝妈妈：轻微的贫血不用紧张。澄宝当时也有贫血现象，大夫让吃药，我们却没有吃，用食补就恢复了。大夫让一个月以后去复查，复查的结果正常。

## ♪ 营养性贫血

阳光育儿王老师：一般情况下，这个时期的孩子所患的贫血属于营养性贫血，就是因为摄入的铁或者维生素$B_{12}$、叶酸等微量元素不足引起的。而其中大多数是由于缺少铁引起的，也就是所谓的缺铁性贫血。所以妈妈可以给宝宝多吃一些含铁量比较高的食物，比如动物肝脏、蛋黄、瘦肉、动物血、绿叶蔬菜、红枣、黑木耳等。还有就是补充维生素C，维生素C有助于促进铁的吸收，比如西红柿、柑橘、草莓都含有丰富的维生素C。

一月后复查，如果血色素还没有提高，妈妈可以考虑给孩子补充铁剂。

## 🍒 菠菜不补血

丫头妈妈：我婆婆告诉我给宝宝喝一些菠菜水，是不是有效果啊？

阳光育儿王老师：很多人是这样认为的，但是用菠菜补血是一种误区。菠菜的含铁量很高，但是不易被人体吸收。这些铁如果不能被宝宝吸收，那么就谈不到补铁、补血的作用。相反，菠菜中含有大量的草酸，草酸进入人体后，遇到肠胃中其他食物的钙质，便会凝固成不易溶解和吸收的草酸钙。钙的流失会影响宝宝骨骼和牙齿的发育。

丫头妈妈：您一说我好像也想起来了，上次在电视节目中听到过一次，菠菜在加热后草酸会受到破坏，那样就不会结合豆腐中丰富的钙质了。

阳光育儿王老师：这个说法是对的，但是菠菜在受热的过程中，不仅草酸被破坏掉了，同时被破坏掉的还有菠菜中的维生素。维生素被破坏掉，对婴幼儿来说也就没有什么营养价值了。所以，为了防止孩子因缺钙而影响生长发育，不宜给他们多吃菠菜。至于菠菜中所含的铁等其他营养成分，可以从别的食物中获得。

## 🍒 红豆是心之谷

莫奇妈妈：我来说一种红豆沙的做法。李时珍称红豆为"心之谷"，红豆补血很有效，可以防止宝宝贫血。做法是：红豆一把，洗干净，泡一晚上，这样会容易煮熟。转天放到锅里大火煮开，小火焖着直到烂成豆沙，越烂越好。在炒锅里面放上少许的油，再放入红糖，炒到红糖溶化，将豆沙放进去，改中小火炒好。炒的时候一定要小火，非常小，还要不停地翻动，否则很容易煳。另外，豆沙是不用去皮的，皮里面也有很多营养物质，很烂的皮也不会卡住宝宝的。

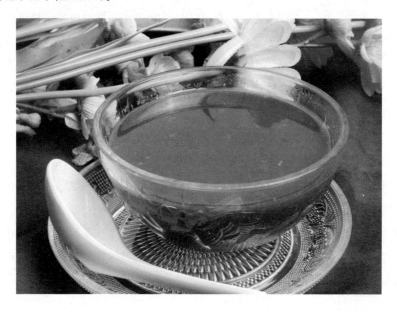

### 🍒 西红柿肝泥

莲宝妈妈：我也说一种食谱，西红柿肝泥。我选的是鸡肝，个人认为鸡肝比较细腻。将肝放到清水里泡20分钟，充分去掉里面的血水，然后

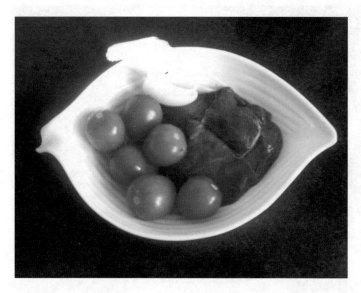

剥去外膜、脂肪之类的杂质。肝洗干净以后放进锅里隔水蒸15分钟。西红柿去皮切碎放到另一个碗里一起下锅蒸。熟了的肝应该呈现淡黄色。将肝用勺子背碾碎，加入西红柿碎，适量加入西红柿汁，搅拌均匀。可以直接吃，也可以加到米糊、面汤里面，可以少加一点盐，也可以不加，依照个人口味即可。肝补铁，西红柿补充维生素C，促进铁的吸收，搭配得当。

　　在选择鸡肝的时候，应该挑选色泽比较红润的鸡肝，倘若按下去有弹性，就说明鸡肝新鲜。

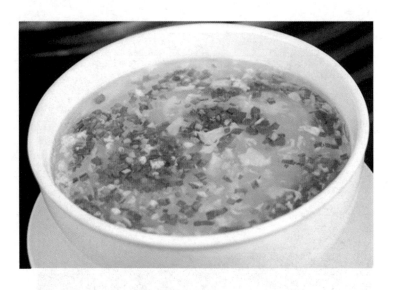

### 🍒 油菜鸭血羹

意面妈妈：油菜鸭血羹"隆重登场"。将鸭血洗净，切碎片。青菜去老叶，掰开、洗净、切碎。锅里放油烧热，将葱末煸炒出香味，倒入足量清水煮开，放入鸭血再煮沸后转中火烧约10分钟，放入青菜、盐，以小火煮约5分钟。宝宝六个月了，吃点油盐也可以了，只是别放太多。菜叶切得碎些，免得宝宝咬不动。水少放点儿，做得浓稠些。其实，鸡血、猪血都可以用，只是好像大家更喜欢鸭血罢了。

莲宝妈妈：提醒一下，市场上有的鸭血是猪血做的，加了化学试剂。分享一些分辨鸭血的窍门。真鸭血细腻且嫩滑，筷子夹了易碎，而假鸭血相对粗糙，筷子夹了不碎。用餐巾纸把一块鸭血的水吸干之后，如果它变得类似橡皮泥一样非常有韧性，就是假鸭血。真鸭血与假鸭血相比，颜色暗，弹性好，腥味比较浓。假鸭血具有胶质感，不易拉断，色泽近似砖色，而且横断面大多有类似于蜂窝的小孔，而真鸭血呈暗红色，小孔比较稀疏，且特别容易碎裂。

意面妈妈：其实鸭血咱们自己在家里也可以做的，货真价实。鸡血也行，猪血比较费劲。很简单的，就是买只活的鸡鸭，在脖子上砍一刀，让血流到一个容器里面，等血凝固就行了，不需加添加剂。

## 🍒 祖传三红汤

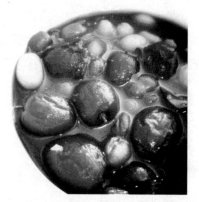

莫奇妈妈：我说个偏方，叫做"三红汤"。

所谓"三红"，是红枣、红豆和花生外面的红皮。这个汤好做得很，就是一把红豆、几颗枣，再加点儿花生红衣，共同熬汤，喝这种汤补血效果好。

中医认为，大枣味甘、性平，能补脾和胃，益气生津，从而使气血充足，改善血虚引起的面色萎黄等症状。

花生味甘、性平，有益气健脾、补血止血的功效。花生止血又补血的双重功效主要指花生衣。花生衣能抑制纤维蛋白的溶解，增加血小板的含量和改善血小板的质量，同时还能促进骨髓造血机能。所以花生衣既治出血又对出血引起的贫血有效。

红豆，性平，味甘、酸。可利尿、消肿、健脾。近年来发现，红豆含多种维生素和微量元素，尤其是含铁质和维生素$B_{12}$，有补血和促进血液循环的功效。

# 七、补钙——宝宝牙牙健康睡得香

淘淘妈妈：我家宝宝缺钙怎么办呢？怎么补啊？

爱婴陈老师：宝宝多大了？你是如何知道宝宝缺钙的？

淘淘妈妈：我家宝宝九个月了还没有出牙，而且头发有枕秃，应该是缺钙了吧。

## 缺钙的特征

爱婴陈老师：缺钙可能会导致出牙晚和枕秃，但是每个孩子的生长发育是不一样的，不是每个孩子都会在六七个月的时候出牙，有的孩子是会晚一些。而且枕秃有可能是长期摩擦枕头引起的，也不一定就是缺钙。到底孩子是否缺钙还是要到正规医院做检查才知道。如果孩子没有缺钙而给孩子盲目补钙，很可能使孩子中毒，研究表明儿童长期吃钙过多会使血压偏低，增加日后患心脏病的危险。盲目补钙对孩子没有益处。

下面我讲一些孩子缺钙的特征，大家可以参考。但是我的意思不是说具有这些特征的孩子就一定是缺钙，只是缺钙的概率大一些，需要妈妈带孩子去医院做进一步的检查。孩子缺钙的早期症状有：多汗、枕秃、睡觉不踏实、受到惊吓后抽动、烦躁、爱哭闹、出牙迟缓，严重的会出现方颅、鸡胸、肋骨外翻、"X"型或者"O"型腿。如果宝宝有这些症状，妈妈就要注意了。

## 缺钙的话是不是补充钙剂即可?

淘淘妈妈：如果缺钙的话是不是补充钙剂就可以了?

爱婴陈老师：不是的。因为很多时候孩子缺钙不是真的缺钙，而是缺少维生素D。维生素D可以促进钙的吸收。孩子可能每天吃的钙是足量的，但是因为缺少维生素D而吸收不好。所以，小孩子还要适时地补充维生素D。补充维生素D最好的方式就是晒太阳，让宝宝多多接触紫外线。让宝宝常在室外活动不仅可以让宝宝补充维生素D，也可以让孩子多接触大自然、认知大自然、呼吸新鲜空气、多与人交流等等，这些都是对孩子的成长有益的。

淘淘妈妈：看来还真是应该让宝宝多晒晒太阳，这样宝宝就不容易缺钙了。

爱婴陈老师：是的，另外个人建议还是多给孩子吃一些含钙量高的食物，因为婴幼儿从出生到一周岁，身高一般要长25厘米，而且骨骼要变硬，这就需要很多的钙质。食补毕竟是比较安全、健康的方式。牛奶、蛋黄、鱼泥、虾泥、紫菜、海带、芝麻、黑木耳这些都是首选的补钙食物，妈妈们可以给孩子做成辅食。对了，肠胃消化功能不好的小朋友不宜食用紫菜。还有就是坚果和海产品含丰富钙源，同时还含有维生素D，能促进钙质的吸收。

意面妈妈：最简单的烹食方式就是蒸泥拌在米粥里面，方便又营养。给宝宝煮面的时候用大骨汤，再加几滴醋，可以增强钙的吸收。也可以给孩子喝点黑芝麻糊，吃点鱼松。

## 🍒 煮大骨汤的时候要加醋

**阳光育儿王老师**：意面妈妈说得对，煮大骨汤的时候要加醋。因为骨头里面的钙是很不容易溶出的。有实验证明，大骨棒在高压锅蒸煮两小时之后，骨髓里面的脂肪纷纷浮出水面，但汤里面的钙仍非常少。而醋非常有利于骨头中钙的溶出。高压锅是达不到这种效果的，要选用砂锅，加醋慢炖1~2个小时，骨头中的钙才可以更好地溶出。然后用骨汤给宝宝煮面。

## 🍒 黑芝麻糊最好自己做

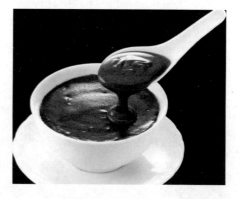

**意面妈妈**：我是只知其然，不知其所以然，还是王老师说得好。下面来说我拿手的，就是做饭。黑芝麻糊最好自己做，做法很简单。黑芝麻洗干净，把水沥干，放在锅里用文火炒，炒出香味。然后拿黑芝麻1/2份量的小米或者大米，用水泡1小时以后沥干，也放入锅中炒熟。将米和黑芝麻混合，用干净的布袋子装起来，用擀面杖擀成粉状。吃的时候，取适量，放到锅里用水煮一下，或者用热水冲也可以。里面也可以加核桃或者红枣，都是很不错的。

## 🍒 巧手做鱼松

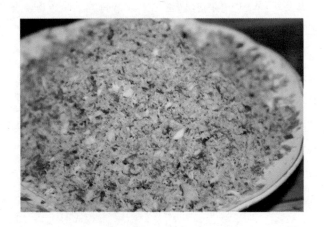

　意面妈妈：鱼松可以给宝宝当零食吃或者拌到饭里面。鱼松的做法就是先将鱼收拾好，然后放到锅里隔水蒸，蒸完之后取鱼肉，不要鱼皮，鱼皮容易煳锅。将锅烧热，放油，放鱼肉下锅炒，开始可以是大火，因为鱼肉里面水分高，大火炒没有关系，别烫到就行了。炒到肉中的水分少一些之后转小火，边烘边炒，慢慢鱼肉就酥了。新手妈妈大概会不知道什么时候炒熟，什么时候酥。其实这个好办，弄一点尝尝就知道了，等酥了就放少量盐和糖，小朋友不宜吃太多的调味品。再翻炒几下，就可以出锅了。出锅后不要立刻装起来，放凉，放到密封玻璃瓶子里，这样不容易受潮，什么时候拿出来吃都是酥的。

## 🍒 吃牛肉补钙是误区

阳光育儿王老师：吃牛肉补钙也是大家常有的一个误区。牛肉及其他的肉含钙量都不是很高，而且肉类里面含有大量的"成酸性元素"。"成酸性元素"会让血液趋向酸性，为了达到平和，身体就不得不用食物和骨骼中的钙离子来中和"成酸性元素"。这样会增加体内钙元素的流失，减少钙的吸收。吃牛肉不仅不可以补钙，还会影响补钙。

心儿妈妈：啊！这样啊，还有没有别的误区啊？大家常常以为补钙的，其实不补？

## 🍒 豆腐、豆浆补钙的注意事项

阳光育儿王老师：那我说说豆腐和豆浆吧。大家都觉得豆腐和豆浆很补钙，其中也有很多注意事项。比如，家常的豆腐是很好的钙质来源，而内酯豆腐、日本豆腐其实是不能补钙的。家常豆腐含钙高不仅是因为它的原料大豆中所含的钙质，还包括凝固剂中的钙质。而内酯豆腐的凝固剂不含钙，含水又非常多，含钙量并不高。

豆浆也是因为其含水量致使钙质流失。豆浆经过稀释之后，钙的含量就没有想象中那么高，比奶中的钙含量差很多。

### 🍒 美味骨汤面

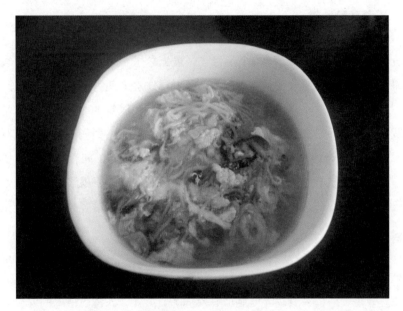

　　意面妈妈：介绍一个美味骨汤面食谱。买猪胫骨或脊骨先砸碎，放到冷水中煮，不能用热水，冷水慢慢变热才有利于营养物质的溶出。煮沸后加小半碗醋，再煮1小时左右，盛出里面的汤。取一份煮面，剩下的放凉，分份冻好，以后再用。汤里面加入红枣去核切碎、豆腐切碎，细面或者薄面片，煮烂即可。不仅豆腐中含钙高，还有骨汤中的钙质，双管齐下。

　　淘淘妈妈：谢谢大家。

## 八、补锌——宝宝头脑聪明吃饭香香

### 🍒 不要盲目补锌

果果妈妈：小果果现在8个半月了，最近总是不爱吃饭，去医院检查，结果大夫说缺锌，给开了补锌口服液，不知道饮食上还需要注意什么啊？

爱婴陈老师：小果果妈妈做得很对，怀疑宝宝缺锌的时候不是盲目地去给宝宝补充，而是去医院检查。在宝宝的成长过程中，我们应密切注意观察宝宝的精神状态、生长发育、起居生活等方面的情况，如有厌食、慢性腹泻、口腔和皮肤易感染，或生长发育不良，应及时去医院就诊检查。确诊为缺锌的宝宝，应在医生指导下补充硫酸锌糖浆或葡萄糖酸锌等制剂。一般用药为2~4个月，复查正常后应及时停药。

锌是微量元素，因此补充一定要适度。如果摄入过多也会造成中毒，出现恶心、呕吐、腹痛、腹泻等症状，还会引起发烧、贫血、生长受阻、关节出血、骨骼分解、肾衰竭、心脑血管疾病等。另外，人体内摄入的锌过多，会干扰其他营养素的吸收。同时，体内过多的锌还会抑制白细胞的吞噬与杀菌作用，使免疫功能降低。这也是专家不建议大家擅自给宝宝补锌的原因。

锌有"生命之花""智力之源"的美誉，对促进孩子大脑及智力发育、增强免疫力、改善味觉和食欲至关重要。除了先天储备不良、生长发育迅速、未添加适宜辅食的非母乳喂养幼儿、断母乳不当、爱出汗、饮食偏素、经常吃富含粗纤维的食物这些非疾病因素，胃肠道消化吸收不良、感染性疾病、感冒发热等也是缺锌的主要诱因。

另外，如果家长在为孩子烹制辅食的过程中经常添加味精，也可能增加食物中锌的流失。因为味精的主要成分谷氨酸钠易与锌结合，形成不可溶解的谷氨酸锌，影响锌在肠道中的吸收。

## 🍒 含锌较高的常见食物

阳光育儿王老师：含锌较高的常见食物有牛肉、猪肉、猪肝、鱼类、禽类、蛋黄、黄豆、白萝卜、胡萝卜、茄子、玉米面、小米、小麦、芹菜、土豆、大白菜、苹果、香蕉、花生、核桃等。多给宝宝的辅食添加这些食物。

意面妈妈：以下是食谱：

### ★ 青菜瘦肉羹

材料：大米50克，瘦牛肉50克，青菜2棵，花生油适量。

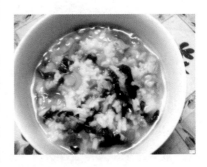

做法：大米洗净，瘦牛肉剁泥，青菜切碎。在锅内倒入油，油热后，下入瘦牛肉泥翻炒，把大米下入锅中翻炒，与瘦牛肉泥混匀。然后在锅内加水慢火熬煮，煮成烂粥后放入碎青菜，熬至黏稠即可。

★ 肉末卷心菜

材料：卷心菜100克，洋葱半个，猪绞肉50克，葱、姜末、玉米淀粉各少许。

做法：卷心菜洗净，用开水烫一下后切碎。洋葱洗净，切碎。在锅内倒入油，油热后，下入绞肉煸炒，然后加入葱姜末翻炒几下，加入水和切碎的洋葱，待煮软后再放入卷心菜，稍煮后用水淀粉勾芡即可。

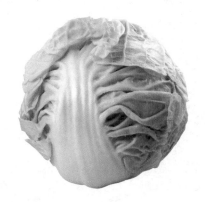

★ 五彩黄鱼羹

材料：小黄鱼，西芹，胡萝卜，炒松子仁，鲜香菇，玉米淀粉。

做法：把小黄鱼洗净去骨切成丁状，将西芹、胡萝卜、香菇切碎。在锅内倒入油，油热后，放入葱姜煸炒出香味后，倒入沸水，放入西芹、胡萝卜、香菇、炒松子仁和小黄鱼肉，至鱼熟。加少量盐，用水淀粉勾芡，淋上少许香油即可。

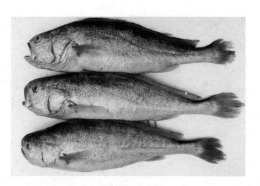

**宝宝补充微量元素注意事项**

1. 应经过分析测试后，在医生的指导下进行补充；

2. 防止饮食搭配不当，影响微量元素的充分吸收；

3. 在无明显临床症状时，最好的办法还是以食补为好。补铁可多食些瘦肉、动物肝脏、菠菜等。补锌可多食些动物肝脏、鱼、肉等；

4. 合理的饮食应包括各种食物混合的食用，使各种食物互相补充，取长补短。

小贴士

# 九、几款粥让宝宝过个好夏天

莲宝妈妈：天好热啊。

朝阳妈妈：是啊，夏天实在太热了，孩子不吃饭，愁死人了。看着孩子"打蔫"，当妈的是真心疼，可是有什么办法呢。

阳光育儿王老师：那我来说几款粥吧：

## ★ 葛根粥

葛根味辛、甘、平，有解暑清热、生津止渴的作用。葛根主要含有葛根素、木糖苷、大豆黄酮等成分，有明显的解毒作用，与粳米同煮，可减轻其寒滑作用，延缓药效，起到清胃养阴、生津止渴的作用。小儿夏季热，胃热多渴，多食多饮者，食此粥可使大便通畅，减轻病症。

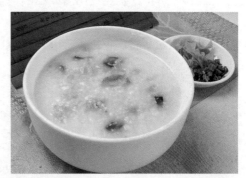

原料：鲜葛根40克，粳米100克。

制作：将葛根洗净，切片，加水磨成水粉，待沉淀后，去掉水取粉备用。葛根磨成水粉要细腻，否则影响粥的质量。粳米洗净，入锅加水煮粥，煮至半熟时，加入葛根粉，再同煮成稀粥即成。

特点：此粥无异味，微甜。

⭐ 荷叶饮

荷叶味苦，性平，其气芳香，可清夏季暑热，并含有荷叶碱、莲碱等成分，可直接扩张血管，从而起到清热解暑、养阴醒胃的作用。患夏季热、神疲乏力、饮食不思、口渴不止、胸闷苔厚者，食之有效。每日1剂，连用数天可见效。

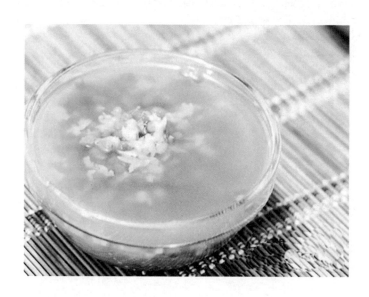

原料：鲜荷叶100克，白糖100克。

制作：将鲜嫩荷叶洗净，锅内加水，放入荷叶，烧开煎煮，待汤少见浓时，加入蜂蜜或白糖，再烧沸即停火。这样做比直接泡鲜荷叶效果好，味道也更清香。虽然将荷叶饮放冰箱冷藏后饮用，可增加解暑清热之效，但是会刺激到宝宝娇嫩的肠胃，还是不要的好。

特点：有荷叶清香，甜蜜适口，是适合宝宝的饮料。

★ 黄瓜蜜条

黄瓜味甘，性凉，能清热止渴，利水消肿，清火解毒。含有糖类、胡萝卜素、硫氨酸、烟酸、多种氨基酸和维生素$B_1$、维生素C及挥发油（苦味成分）、葫芦素等成分，营养丰富。

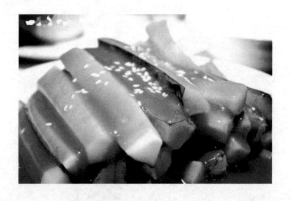

原料：黄瓜1500克，冰糖100克。

制作：将黄瓜洗净，去蒂，剖开去瓤，切成条状，放锅内，加少许水，用中火煮沸后，去掉汤汁，趁热加入冰糖调匀，再煮沸即成。

特点：清淡甜蜜，儿童喜吃。

★ 苦瓜粥

苦瓜味苦，性寒，能清热解暑，养阴健胃，用于夏季热症和烦渴不止，少食多饮或伴有目赤尿短。

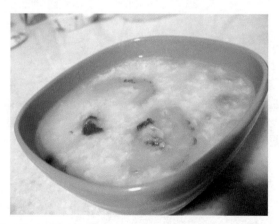

原料：苦瓜100克，粳米60克，冰糖100克。

制作：将苦瓜洗净，切成小块；粳米淘洗备用。锅中加水烧开，加入粳米、苦瓜煮粥，粥煮至半熟时，加入冰糖，等糖化解后即成。

特点：粥略有苦涩味，加入冰糖后即可去苦味。

★ 麦冬粥

麦冬味甘，微苦，性微寒，有润肺止咳，益胃清心等作用。麦冬含有葡萄糖、果糖、天冬素、维生素A等成分。可用于夏日小儿解热、消炎、镇咳、强心。麦冬与米同煮，明显增强其益胃养阴、清热除烦之功效。婴幼儿夏热时食用甚宜。

原料：麦冬30克，粳米100克，冰糖适量。

制作：将麦冬洗净，放在砂锅内，加水上火煎出汁，取汁待用。锅内加水，烧沸，加入洗过的粳米煮粥，煮至半熟，加入麦冬汁和冰糖，再煮开成粥，即可。

特点：粥稠味甜，麦冬无异味。

## 🍒 关于宝宝夏天的护理

爱婴陈老师：说点儿关于宝宝夏天护理的注意事项吧。第一，很多家长都喜欢抱着孩子，但是在夏季里，大人的身体就像小火炉，有时抱着宝宝，大人的体温会传递给宝宝，宝宝会热，所以夏季不要经常抱着宝宝，让宝宝自己坐在车里玩，可以充分散热。

第二，多给宝宝喝水，夏季常给宝宝喝水是防止宝宝中暑的好办法。

第三，天热出门要给宝宝戴帽子，避免阳光直射到宝宝。当然，这个时候，家长喜欢把孩子抱到凉快的地方去，但是要注意的是，不要到高楼的背阴处，背阴处没有阳光，但是易起强风，宝宝会被吹到。那我们应该去哪儿呢？我们可以选择在树荫下面，因为阳光可以沿着树叶的缝隙照射进来，成为适宜的日光浴，既不会太热，宝宝也能晒到太阳。

第四，宝宝夏天容易出汗，爸爸妈妈就喜欢给宝宝洗澡，洗澡当然能降温也舒服，但是一定要先给宝宝擦汗，再给宝宝洗。

第五，宝宝夏天的消化功能减弱，食欲下降，爸爸妈妈就不要按原来的食量喂宝宝了，别把宝宝撑到了。

第六，别给宝宝喝冰镇的饮料，宝宝的小肠胃受不了的。

第七，到了夏天，细菌容易滋生，食物也容易变质，放到冰箱里边也不能幸免，即使没坏，也不要把在冰箱中放得太久的食物给宝宝吃，最好不要超过24小时。超过24小时的食物一定要再次煮沸才能给宝宝吃，一旦超过72小时，就干脆别给宝宝吃了。如果水果坏了一部分，不要以为把坏的那块切下去就可以了，细菌早就蔓延到好的地方了，坏了一点儿就别给宝宝吃了。宝宝的餐具也要清洗干净。

第八，电风扇不能直吹宝宝，使用空调时紧闭门窗，要小心宝宝缺氧。所以，开一会儿空调要通风一会儿，不要一直让宝宝待在空调房里。或者我们可以和宝宝在卧室里面玩，打开卧室的门，将客厅的空调打开，借用客厅的空调使卧室凉快起来。

第九，痱子粉要谨慎使用。大家想想看，宝宝出了一身汗，然后擦上痱子粉，痱子粉就会糊到皮肤上，刺激宝宝的皮肤，堵塞毛囊，痱子粉中的化学成分也会进入到皮肤当中去。所以多给宝宝洗洗澡，比擦痱子粉管用。

## 🍒 宝宝要睡什么样的凉席

俏俏妈妈：我想给宝宝买个凉席，请问老师买什么样的好呢？

爱婴陈老师：因为宝宝的皮肤比较娇嫩，抵抗力比较差，对外界环境的适应能力比较弱，所以一定要给宝宝选择合适的凉席。如果凉席的使用不当，可能会使宝宝出现腹泻、感冒等症状，从而影响宝宝的身体健康。

给宝宝挑选凉席应该注意以下几点：首先，要挑选松软、光滑、尺寸合适的凉席。麦秸凉席质地松软，吸水性能较好，且凉爽程度适中，比较适合宝宝用。其次，使用凉席要进行消毒，以防皮肤过敏。可先用湿布擦洗，然后将凉席放在通风有阳光的地方，暴晒6小时，可以达到消毒的目的。

还要注意的就是不要让宝宝直接睡在凉席上，可用床单或小毛巾被铺在凉席上，以防宝宝受凉。最后一点就是，如果宝宝尿床了，要及时地把凉席刷干净，然后放到通风处晒干，才能继续使用。

# 十、宝宝便秘怎么办

## 🍒 便秘宝宝不能喝蜂蜜水

优优妈妈：宝宝总是便秘怎么办呢？好几天才拉一次大便，拉的大便也干硬，喝点儿蜂蜜水好不好啊？

阳光育儿王老师：宝宝多大了？

优优妈妈：8个月大。

阳光育儿王老师：最好不要给宝宝喝蜂蜜水。国外科学家发现，一种被称为肉毒杆菌的细菌常含在土壤和灰尘中，而蜜蜂在采集花粉酿蜜的过程中常常把带菌的花粉和蜜带回蜂箱，使蜂蜜受到肉毒杆菌的污染。婴儿由于肠道微生物生态等平衡不够稳定，抗病能力差，易使食入的肉毒杆菌在肠道中繁殖，并产生毒素，而肝脏的解毒能力又差，因而引起肉毒杆菌性食物中毒。成人抵抗力强，食用蜂蜜后肉毒杆菌芽孢不会在体内繁殖发育成肉毒杆菌和产生肉毒毒素，而饮用蜂蜜中毒的婴儿可出现迟缓性瘫痪、哭声微弱、吸奶无力、呼吸困难等症状。因此，科学家们建议，为防患于未然，保证婴幼儿健康成长，对1周岁以内的婴儿，以不喂食蜂蜜为宜。

## 🍒 什么引起便秘

爱婴陈老师：一般情况下，宝宝每天排便1～2次，也有的也会两三天一次，这些都没什么，如果宝宝一直这样，而且大便比较正常，就没什么大问题。而如果宝宝两天以上才排便一次，而且大便干硬，或者宝宝看上去排不出便来，那么宝宝就是便秘了。

便秘有很多种原因。比如为了产奶或者补充能量，很多新妈妈喜欢喝猪蹄汤、鸡汤等等，喝得过多就会导致乳汁中的蛋白质过多，宝宝就容易便秘。所以，妈妈也要注意饮食，要保证饮食的均衡。要多吃蔬菜、水果、粗粮，少吃油腻的东西。

而对于部分喝奶粉的宝宝，因为奶粉的原料是牛奶，牛奶在胃酸的作用下容易结块，不易消化。所以，为了防止宝宝便秘，给宝宝冲奶粉不要太浓。

8个月的宝宝已经添加了辅食，如果宝宝的辅食中蛋白质含量高，而纤维素含量少的话，宝宝也容易便秘。因为蛋白质会使大便呈碱性，碱性的大便比较干。而纤维素少的话，结肠内的内容物就会少，对肠道产生的刺激就会少，宝宝就不容易产生便意。

若宝宝吃得太干，不爱喝水，对肠道的刺激就会不足，宝宝同样容易便秘。所以，我们在给宝宝添加辅食的时候，要让宝宝吃菜泥、果泥，水果蔬菜的量和肉食的比例控制在3∶1。如果宝宝不爱吃菜，只喜欢吃肉，可以给宝宝做馅，菜和肉剁碎混在一起吃。多给宝宝喝水，适当喝果汁、蔬菜汁，但是不能给宝宝喝成人饮料。要注意，喝水就喝白开水，不要喝矿泉水或者纯净水。这是因为宝宝消化系统发育尚不完全，过滤功能差，矿泉水中矿物质含量过高，容易造成渗透压增高，增加肾脏负担。而长期饮用纯净水，还会使宝宝缺乏某种矿物质，纯净水在净化过程中使用的一些工业原料，也可能对婴幼儿肝功能有不良影响。同时，饮水机容易造成二次污染，也不宜使用。

根据宝宝大便的性状，妈妈们可以判断宝宝是因为什么导致的便秘。比如宝宝的粪便特别臭，就代表是蛋白质消化不良，就需要让宝宝少吃蛋白质，奶粉也要冲得稀一些。如果宝宝的大便中产生了很多泡沫，那表示碳水化合物消化不良，就要少吃淀粉类食物，比如土豆、小麦粉。如果大便如奶油状，就表示脂肪消化不良，要少吃油脂类。

除了饮食，我们还可以给宝宝做按摩，就是揉肚子。宝宝仰面躺好，妈妈用右手掌的根部按摩宝宝的腹部，按照右下腹、右上腹、左上腹、左下腹顺时针的方向边揉边推。每次10分钟，每天早晚各一次。注意手法不要太重。

## ★桑葚苁蓉汤和雪梨炖罗汉果川贝

莫奇妈妈：我推荐两款适合便秘宝宝吃的食谱：桑葚苁蓉汤和雪梨炖罗汉果川贝。

桑葚味甘，性微寒，滋阴补血，润肠通便，含有葡萄糖、果糖、鞣酸、维生素B、维生素C等成分。肉苁蓉味甘咸，性温，质地油润，有润肠通便的功效。两品相结合，则可滋肾润肠，养血通便。对小儿体弱、血虚肠燥的大便干燥有治疗作用。可早晚分服，每次适量。

而雪梨炖罗汉果川贝润肺清心，祛痰降火，除疮解毒，降低血压，清热镇静，清肺止咳，润肠通便，对气管和咽喉等部位的病变均有治疗功效，尤其对肠炎、便秘、痔疮疗效甚佳。

## ★桑葚苁蓉汤

原料：桑葚20克，肉苁蓉15克，黑芝麻10克，炒枳壳6克。

制作：将桑葚洗净，与肉苁蓉、黑芝麻、枳壳同下锅内，先用旺火烧

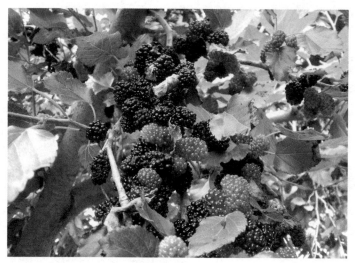

沸，后用中小火烧煮，煮约1小时即成。

特点：汤鲜略甜，滋而不腻。

### ★雪梨炖罗汉果川贝

原料：雪梨500克，罗汉果、川贝母同放在小盆内，冰糖少许，水约1000克。

制作：雪梨去皮和核，切成小块；罗汉果洗净，剥去外壳；川贝母洗净。将雪梨块、罗汉果、川贝母同放在小盆内，加入冰糖和1000克水，拌匀，隔水蒸1小时即可。冰糖不可过多，要先砸成小块，掺和拌匀。

★ 苹果胡萝卜汁

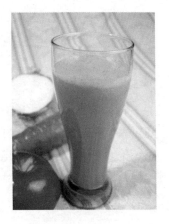

意面妈妈：我再补充一个小偏方——苹果胡萝卜汁。

食材：苹果，胡萝卜。

制作：将两个胡萝卜、一个苹果洗净，用榨汁机或者豆浆机榨汁。弄好后立即饮用。一天两次，一次20mL，不要加水。便秘好了之后可以适当加水，但不能加热水，加热水会破坏果汁中的维生素。

**宝宝便秘不能吃的水果**
宝宝便秘不要食用性温的水果，如柑橘、枣、山楂、樱桃、石榴、荔枝、青果、榴莲、木瓜等。

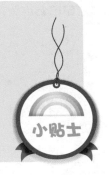
小贴士

# 十一、发烧的宝宝伤不起

糖豆妈妈：豆儿8个月时第一次发烧了，真是心疼死了，手心脚心都很热。大半夜去医院，医院好多人。39℃以上的才可以挂急诊。反正心里好难过。让大夫给看了一下，用了一点儿退烧药。我都不知道要说什么了，第一次见宝宝发烧，心里难受死了。

## 🍒 发烧是正常的免疫反应

爱婴陈老师：37.5℃～38℃为低热，38.1℃～39℃为中度发热，39.1℃～40.4℃为高热，40.5℃以上为超高热。发烧，是体内第一道"防护墙"。发烧是一种症状，是体内一种正常的免疫反应，有帮助杀菌及提高抵抗力的作用。发烧时，机体内的各种免疫功能都被"激活"，新陈代谢增快、抗体合成增加和吞噬细胞活性增强等。这些免疫反应可以抑制病原体的生长、繁殖，有利于病情的恢复。妈妈只要了解了正确的护理方法，就可以从容以对，因为发烧也不全是坏事。所以，宝宝如果低烧的话，妈妈不用太过紧张，即使不去医院，在家里妈妈同样可以处理好。

## 🍒 针对宝宝发烧要做的事

爱婴陈老师：第一，注意休息。宝宝发热需要卧床休息，室内环境应安静，温度保持在18℃～25℃之间，通风良好，衣被不可过厚，如果出汗多，要及时为孩子更换干净衣服，并用温水擦洗。不少老人认为发热后要给宝宝"捂汗"，这样汗出来了病能好得快。实际上，宝宝的体温调节中枢不完善，用"捂汗"的方法不但不能使体温下降，反而会使体温骤升，出现高温惊厥。正确的做法是要给宝宝少穿、少盖，帮助散热。

还要给宝宝多喝水。发热时宝宝呼吸快，蒸发的水分多，因此要及时补充水分。多喝水还可促使多排尿，通过排尿有利于降温和毒素的排泄。最好饮用温开水，有利于发汗。

另外要注意饮食，孩子发热时，新陈代谢加快，营养物质的消耗大大增加，体内水分的消耗也明显增加。同时，在发热的时候消化液的分泌减少，胃肠蠕动减慢，消化功能明显减弱。因此，小儿发热的饮食应以供给充足的水分，补充大量维生素和无机盐，适量的热量和蛋白质为原则。饮食应以流质和半流质为主。

## 🍒 物理降温法

爱婴陈老师：另外我说几种物理降温的方法。物理降温虽然降温速度较慢，但对孩子的身体没有任何副作用，因此可以说它是一种较安全的降温方法。

先倒一盆38℃~41℃的温水，如果没有温度计，可以用手放在水中感觉一下，不冷不热就差不多了。取一条干净的毛巾，泡到水里，将毛巾蘸湿，拧得稍干后，擦脖子、胳膊、前胸、后背、大腿等部位，位于肘窝、腋窝、颈部的大血管部位多擦几下，以微红为适度。这样，水分的蒸发可带走大量的热度，起到降温的作用。

临床上用于退热的药物很多，但是一般是宝宝体温超过38.5℃才可服用退热药。退热药都有较大的副作用，比如刺激胃黏膜、破坏食欲、引发贫血、损害肝脏和肾脏，有的还可引起过敏反应，导致宝宝起皮疹。所以家长使用退热药物要慎重，如果连续用了一天体温仍上升，要迅速就医。而且一次性也不可用量过大，应严格按孩子的体重或年龄服用。

莲宝妈妈：上次听一个当医生的朋友说，有的家长在宝宝发烧的时候给宝宝擦酒精或者用冰袋敷，这样也是不对的。因为宝宝的体温调节功能差，体温调节中枢发育未成熟。酒清对血管的收缩和扩张反应较强烈，宝宝发烧时发烫的皮肤突然碰到冷水或者酒精，反应会很剧烈，可能会造成抽搐。而酒精的气味又会使幼儿昏睡，像喝醉了一般，容易使病情发生变化。

糖豆妈妈：谢谢大家啊。现在我心里舒服多了。要想想给宝宝做点儿好吃的了，宝宝胃口不太好啊。

## 🍒 发烧期间吃什么

阳光育儿王老师：发烧期间，宝宝消化系统功能障碍，胃肠道的蠕动因而减慢，宝宝通常食欲下降，若强迫宝宝进食，反而易引致呕吐及腹泻等。这个时候适宜给宝宝做易消化的流质或半流质饮食，如米汤、蛋花汤、稀粥、藕粉、肉末面条等。汤、粥之类食物比较好消化，而且还可以多补充水分。饭要清淡，不要吃油腻的东西，不要吃鸡蛋，不要吃海鲜。由于发热对宝宝的身体消耗很大，所以同时也要给宝宝补充高蛋白食物，如鱼、肉之类的。饮水、饮食要少量多次，不要暴饮暴食。为了弥补宝宝发热期间的营养损失，应每日加餐1~2次，但这样的加餐持续到病愈1~2周后应停止。

### 🍒 五汁饮与绿豆粥

莫奇妈妈：荸荠汁、梨汁、鲜苇根汁、麦冬汁、藕汁和匀，称五汁饮。可以凉服，也可炖温服。

这是我国清代著名的温病学家吴鞠通治疗热病伤津口渴的名方。这五种汁都是甘寒清凉养阴之品，很适合刚开始发烧以及高烧刚退的患者饮用，但高烧期间者不宜饮用。

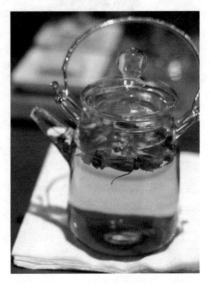

将3~4根香菜去叶留茎和根，白萝卜2~3片，生姜1~2片，加冰糖加水煮15分钟。注意要温服。

莲宝妈妈：给宝宝做点儿绿豆粥

也不错。用绿豆加米，煮成粥即可。

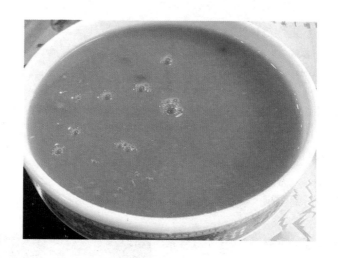

### 🍒 萝卜丝鲫鱼汤

意面妈妈：萝卜丝鲫鱼汤很不错哦。原料就是鲫鱼一条，白萝卜半根，生姜8片，盐适量。先将白萝卜洗净去皮，切丝备用，丝不宜切得太细，切太细很容易煮烂。将鲫鱼洗净，去掉鱼肚子里的黑膜，不然做出来的鱼会很腥。洗净后，把鱼身和鱼肚子里的水擦干净，防止煎制的时候迸溅。小火将锅烧热，放油。放进姜片，炝香。放入鲫鱼，在下面垫姜片，这样既可以增香，还可防止鲫鱼粘锅。一面定型后，翻过来煎另一面。煎到两面金黄，加入少许料酒，起到去腥提鲜的作用。加开水没过鱼3厘米左右，多加一些水也可以，一次性把水加足，这样炖出来的汤汁才更鲜美。不宜加冷水，冷水一激，肉质容易变紧，吃着就没那么鲜嫩了。把大火烧开，改为中火煮5分钟，汤会迅速变白。将萝卜丝放入锅内。大火烧开后，撇去浮沫。改为中火煮10分钟左右为宜，以免煮的时间太长，鱼肉过老，吃起来不鲜嫩。加入适量盐进行调味。出锅前，撒少许香菜末，即可上桌食用。但是鱼里面有很多刺，给宝宝吃要多注意。可以用鱼汤给宝宝泡软米饭吃，萝卜已经煮得很烂了，可以给宝宝吃一点儿。

　　莫奇妈妈：鲫鱼味甘、性平，入脾、胃、大肠经，具有健脾、开胃、益

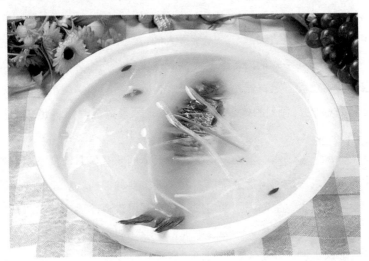

气、利水、除湿之功效。鲫鱼含有全面而优质的蛋白质，可以补充宝宝发烧消耗掉的营养。白萝卜味甘、辛，性凉，入肺、胃、脾、大肠经，具有清热生津、凉血止血、下气宽中、消食化滞、开胃健脾、顺气化痰的功效。 生姜性热，味辛，归脾经、胃经、心经、肺经，具有散寒发汗、化痰止咳、和胃止呕的功效。

## 🍒 七类宝宝容易发烧

爱婴陈老师：不过有七类宝宝是容易发烧的，在这里和妈妈们分享。妈妈们知道了以后，是可以做一些措施的，以免让宝宝成为这七类哦。

第一类，"被多吃"的宝宝。家长都希望自己的孩子长得壮实，所以总想让宝宝多吃，本来孩子已经吃饱了，可是家长还是不停地给宝宝喂东西，这样的宝宝就是"被多吃"的宝宝。明代医书《万密斋医学全书》中指出："要想小儿安，三分饥和寒。"吃饭是人的自然生理现象，宝宝虽然小，但是也一样有这样的感知能力，家长不要强迫宝宝多吃，更不能顿顿吃撑。因为宝宝的脾胃功能不足，虽然需要营养，但吃多后容易消化不良，蓄积过多内热会诱发感冒。宝宝的饮食要品种合理、荤素搭配，以满足孩子需要为度。

第二类，不爱喝水的宝宝。水参与了人体的所有代谢，少喝水自然爱生病，因此水也是预防和治疗宝宝感冒发烧最重要的"药"。家长要让孩子从小养成爱喝白开水、主动喝水的习惯，切不要用饮料、果汁替代白开水，这些东西会伤害宝宝的牙齿，也会影响他们的消化功能。冬季室内空气干燥，应适当增加饮水量。而夏天容易出汗，宝宝也应该多喝水。感冒、发烧及呕吐或腹泻脱水时更应频繁饮水。

第三类，穿得太多的宝宝。宝宝们经常处于活动状态，穿得过多，容易出汗，并引起内热蓄积，稍有不甚就会引发感冒发烧。宝宝穿衣要根据气候、室内温度随时增减，以宝宝面色正常、四肢温暖和不明显出汗为宜。新生宝宝（出生28天内）在室内要比大人多穿一件。2至3个月大时，在室内可以和大人穿一样多的衣服，室外多穿一件。更大一些的孩子，在室内可以比大人少穿一件，室外穿得和大人一样即可。但家长要注意孩子脚的保暖，因为脚部受凉会导致上呼吸道黏膜内的毛细血管收缩，就易引发感冒。

第四类，运动少的宝宝。与活动量大的宝宝相比，不爱运动的宝宝，食量小，消化和吸收能力弱，免疫力较低，容易感冒发烧。同时由于不运动，身体的平衡性、协调性、柔韧性和耐力都得不到锻炼，整体素质也会下降。因此建议家长要保证宝宝每天有1小时的户外活动时间，大一些的儿童应每周进行3次体育锻炼。不要怕孩子跌倒，每个人都是在跌跌撞撞中成长起来的。

第五类，睡眠太少的宝宝。年轻家长都爱熬夜，所以可能就忽视了宝宝的睡眠。如果宝宝长期睡眠不足，就会影响宝宝长个儿，也影响免疫力。睡眠充足是宝宝发育的先决条件，经常睡眠不足会使免疫力下降，就容易感冒发烧。家长应培养宝宝早睡早起的习惯，睡前要让宝宝安静，以免影响睡眠时间和睡眠质量。特别是看到宝宝有生病迹象时，一定要确保他们有良好充足的睡眠。

第六类，不爱洗手的宝宝。很多家长以为宝宝还小，手不脏，其实是不对的。婴幼儿处于探索期，双手到处摸，喜欢将东西送进嘴里。大一些的儿童趁人不备，不洗手吃东西也是很常见的事情。然而凡是具有传染性的疾病，大都是通过接触口鼻侵入，在感冒发烧的高发季节，洗手是预防交叉感染的第一关。所以要认真地给宝宝洗手。

第七类，胆子小的宝宝。研究表明，性格内向的宝宝相对于性格外向的宝宝更容易受到病毒侵犯。这个方面指的是大一些的孩子。对于性格内向的孩子，家长平常要多关注他们，多与他们交流，既不能太迁就，也不能太严厉。同时要注意他们的睡眠和饮食，这样的孩子睡眠和饮食一旦发生变化就可能感冒发烧。更重要的是家长要经常让孩子与外界接触，帮助他们找到排解压力的好方式，尽量让他们变得开朗大胆一些。提醒一下家长们，8个多月的宝宝虽然不算大，但是他们对于很多事情也是很明白的。

# 十二、给宝宝催眠

天奇妈妈：刚刚陈老师有说不爱睡觉的宝宝爱发烧啊，我家宝宝就特别不爱睡觉，怎么办呢？宝宝都11个多月大了。

## 🍒 宝宝睡觉的规律

爱婴陈老师：0～1岁的宝宝生活的主旋律就是睡觉，所以睡眠质量是影响宝宝健康成长的重要因素。刚刚出生的小宝宝是没有白天和晚上的概念的，白天和晚上对他来说并没有什么特别的含义。一天24个小时中他除了睡觉就是吃奶，因为只有这样他才能正常发育和成长。小宝宝每24小时大约会睡 16～18个小时。一般情况下他会一口气睡上2～4个小时，饿醒后，起来吃奶。刚开始的时候，他会不分昼夜地吃奶，但是慢慢地他也会在晚上睡得稍微比白天时间长一些。

到这个时候，做妈妈的我们就可以在不同的时间段里用不同的表现来让宝宝懂得区分这两个时间段，教他们区分白天和夜晚的差别。比如在白天，给宝宝喂奶的时候，我们可以同他说说话，营造轻松愉快的氛围。而到了晚上，关闭大灯，只用小台灯，而且灯光要调得柔和一点儿，也要尽量小声说话或保持安静。这样的目的是让他区别白天和晚上，并在晚上的时候睡得更多。

　　当宝宝还在妈妈的子宫里的时候，我们走路时产生的运动感会让他安静下来并很快入睡。所以新出生的宝宝仍然喜欢轻轻地摇晃和摆动，这样会让他睡得更快和安稳。把宝宝包裹在包被里，同样也可以让他产生又"回家"了的感觉，给他足够的安全感。

　　如果宝宝吃母乳的话，妈妈体内的激素会重新调整妈妈的睡眠模式以适应宝宝的生活规律。所以在白天宝宝睡觉的时候，妈妈也要睡一会儿，免得夜里总是频繁醒来导致睡眠不足。一般来讲，因为配方奶在宝宝的胃里停留的时间比母乳要长久一点儿，所以用配方奶粉喂养的宝宝睡眠时间相对会稍微长一点儿。不过总的来说，母乳喂养的宝宝和吃配方奶粉的宝宝的睡眠模式大同小异。

　　出生3周的宝宝和新生儿就有了一定的区别。他每一次睡觉的时间已经明显延长，可以达到3~4个小时。与此同时，他醒着的时间也在延长。但是，如果宝宝白天一整天都在睡觉，在吃奶的时候也在打瞌睡，我们就要想办法弄醒他，再让他吃东西。应该让宝宝明白主要的睡眠时间是在晚上，防止宝宝的"夜里欢"行为。到了这个阶段，我们要开始帮助他调整生物钟。白天的时候多陪他聊天，给他唱歌，抱着他遛一遛，在晚上固定的时间给他洗澡。

　　到了宝宝4个月的时候，宝宝会将一天中大部分的睡眠时间放在晚上，白天他们醒着的时间会更长。他的平均睡眠时间大约是每天9~12个小时，白天的时候一般会睡3次，每次2~3个小时。对于宝宝和妈妈来讲，这是一个很重要的过渡阶段。宝宝马上就要在白天有规律地睡两次觉了。当宝宝在白天只睡两次觉，那么他在晚上就会有更长的睡眠了。宝宝现在已经会做一些事情让自己平静下来并入睡了。所以现在形成一种固定的模式对帮助他在白天和晚上都能够安然入睡非常重要。我们要尽量保证宝宝每天的日间小睡和夜晚就寝的时间和方式都相同。你不一定严格要求，只要尽可能地坚持就可以了。现在的宝宝更"活泼"了，可能会踢被子，我们要注意给他盖好，防止冻着，当然也别捂得太厚，因为有些宝宝踢被子是因为他太热了。

6个月的宝宝的睡眠模式正处在形成阶段。他每一个晚上的平均睡眠时间是大约11个小时。通常，上午和下午各有一次小睡，每次大约1~2个小时。喝配方奶的宝宝一般就可以一觉睡到天亮了，母乳喂养的宝宝有的会在夜里醒来吃一次奶，但是很少有宝宝要在半夜玩耍，一般他们吃过奶之后就会继续睡觉。想要给宝宝断夜奶的话，可以在睡前最后一顿奶粉中加入米粉等易饱又易消化的辅食，这样能延缓宝宝产生饥饿感，使宝宝不会在夜里饿醒。到了这个时候，宝宝已经开始有了更多自己的主意了。态度坚决地坚持就寝程序可以帮助他入睡并一觉睡到天亮。

🍒 轻松就寝好方法

爱婴陈老师：我再和大家分享几个能够让宝宝就寝变得轻松愉快的好方法。

首先，要在宝宝醒着的时候把他放到床上去。这样可以使他练习在床上睡觉，而不是在妈妈的臂弯里。因为如果他是在吃奶的时候或者摇晃的时候睡着的，那么他在半夜醒来的时候也会有同样的期待。这就是为什么有些宝宝只能抱着睡觉，或者嘴里含着奶头，不这样的话就睡不着。这是一种习惯，习惯是可以培养的。尽量不要让宝宝含着奶头或者在妈妈的怀抱里面睡觉，即使在吃奶的时候他睡着了，妈妈也要轻轻地把奶头从宝宝的嘴里拿出来，并且把他放到床上去睡。我们还可以给宝宝一个柔软的玩具，给他一些安全感和依赖感，让柔软的玩具陪宝宝入睡。不过我们一定要避免宝宝身边放太多的玩具或者是坚硬的玩具，这些可能会对宝宝带来伤害。

8～9个月的宝宝睡眠状况好像会出现逆转。在这之前可以一直睡到天亮的宝宝到了这个阶段，会在半夜的时候突然醒来，然后把房间里所有的人都吵醒。这通常会让我们十分头痛，觉得宝宝的生活在后退。9个月大的婴儿通常在晚上会睡 11～12个小时。其实还是像从前一样，宝宝每天晚上睡几个小时后就会醒一会儿。现在同以前不一样的地方就在于，当他醒来以后，他就会记起你来，会很想你。所以，他就开始哭，这是他把你叫起来的方式。这个时候如果你陪他玩，那么他以后会每天这样。习惯是可以培养的。我们不要开灯，轻轻地拍拍他，慢慢地让他睡着。这个时候的宝宝通常会在白天睡两觉。上午和下午的小睡通常都是1～2个小时。如果他白天睡多了，晚上就会少睡。所以，尽量保证宝宝在白天的时候玩耍，晚上睡觉。

很快，宝宝到了1岁，关于是否睡觉的争执就正式开始了。这个时候的宝宝学会了走路、说话和自己吃饭，这些都让他十分兴奋，在这个时候要让他平静下来上床睡觉就会变得越来越难。他可能会逗弄你，想让你过来抱他。作为母亲，我们也会很开心，很享受这样的感觉，但是我们不能忘记这些会影响宝宝的睡眠。我们要尽量做到坚持原有的就寝程序，因为这将在未来的几个月里对妈妈和宝宝都有益。

通常情况下，一岁的宝宝每天晚上会睡10～12个小时，然后在白天再睡两觉，每次1～2个小时。不过，睡眠时间的长短是因人而异的，只要宝宝看上去健康，应该就没有什么问题。

这个时期的宝宝一般已经有了一个睡觉的"好伴侣"。一条他喜欢的毯子，也可能是一件他喜欢的柔软玩具。这些都会帮助他们平静地入睡。但是妈妈一定要注意，不要只给宝宝安抚奶嘴了事，一岁的宝宝应该戒掉安抚奶嘴了。

以上就是宝宝从出生到一岁的睡眠状态，希望能给天奇妈妈和其他妈妈带来帮助。

天奇妈妈：老师说得很细致啊。可能是以前没有注意给宝宝养成睡觉的好习惯吧，而且总是觉得他困了自然会睡觉的，晚上我会开着灯做自己的事情，所以现在他好像都不好好睡觉，也是我影响他了。以后我改正。


## 🍒 妈妈们的误区

爱婴陈老师：睡眠质量对宝宝的成长而言实在是非常重要的。部分妈妈们在宝宝睡觉方面有一些误区。第一，给宝宝睡软床，妈妈觉得睡软床舒服，可以让宝宝放松，其实这样对宝宝是不好的。宝宝的身体的各器官都在迅速发育，尤其骨骼生长得更快，脊柱骨骼较软，周围的肌肉、韧带也很柔软。长期睡软床容易使宝宝的脊柱和肢体骨骼发生弯曲或变形，更重要的是影响内脏器官的正常发育，影响婴儿的健康。

在上面我也提到过夜里开大灯对宝宝的影响。有些妈妈整夜开灯，觉得照顾宝宝方便一些，其实长期开灯睡眠，会让光线不断对婴儿眼睛造成刺激，极易损害宝宝视网膜，影响其视力的正常发育，宝宝日后易形成近视眼。任何人工光源都会产生一种微妙的光压力，这种光压力会使宝宝的睡眠时间缩短，易于惊醒。宝宝的神经系统还很脆弱，调节环境变化的机能也很差，生物钟被人为地打乱，影响到大脑分泌生长激素的功能，使身高和体重的增长比其他的宝宝慢。我想天奇现在很可能已经养成了开灯睡的习惯，虽然这样他睡得不舒服，容易醒，但是一旦关上灯他还会不习惯。如果他怕黑，妈妈可以抱抱他，轻轻地拍拍他。如果不管用的话就买一盏可以调节亮度的灯，一点一点调暗，直到他适应关灯睡眠。

冬天不要用电热毯，夏天不要用空调直吹。

另外，不要搂着宝宝睡觉。妈妈疼爱宝宝无可厚非，但是不要和宝宝睡一个被窝，搂着宝宝睡觉。大人的肺活量要比宝宝大得多，因此空气中大量的氧被妈妈夺去了，母亲呼出的二氧化碳则被宝宝吸入，使宝宝脑供氧不足。长此以往，对宝宝脑部发育不利。如果母亲哺乳时不慎睡着，还易压到宝宝，造成意外窒息。

枕头不宜太高，材质选棉布的，内芯不要放高粱、绿豆这样的硬东西，可以放茶叶、荞麦皮。

## 🍒 有催眠作用的食材

阳光育儿王老师：陈老师说得真全面。除了给宝宝养成睡眠的好习惯，牛奶、百合、大枣、枸杞、银耳、小米、葵花籽、核桃、莲子、莴笋、猕猴桃等都有安神催眠的作用。

莲宝妈妈：意面妈妈，给介绍几款安神的辅食吧，应该会对宝宝有帮助。

## 🍒 什锦粥

意面妈妈：好的，先来说个什锦粥。

材料：大枣、小米、核桃、葵花籽、黑芝麻、花生。大枣去核，撕碎。核桃、花生、葵花籽也碾成碎块。熬粥之前，先把这些食材泡一晚上，洗净了泡，泡的水别倒掉，因为里面有很多营养物质。就用泡食材的水，煮粥。直至煮烂为止。

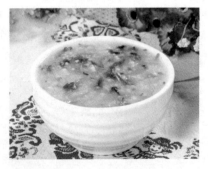

阳光育儿王老师：大枣中含有丰富的蛋白质、维生素C、钙、磷、铁等营养成分，有补脾安神的作用。而在所有谷物中，小米所含的色氨酸最为丰富。此外，小米含有大量淀粉，吃后容易让人产生温饱感，可以促进胰岛素的分泌，提高进入脑内的色氨酸数量。葵花子含多种氨基酸和维生素，可调节新陈代谢，改善脑细胞抑制机能，起到镇静安神的作用。在临床上，核桃被证明可以改善睡眠质量，因此常用来治疗神经衰弱、失眠、健忘、多梦等症状。具体吃法是配以黑芝麻，捣成糊状，睡前服用15克，效果非常明显。意面妈妈的这款什锦粥搭配合理，非常好。

另外，像红薯、玉米、豌豆等食物在消化过程中会产生较多的气体，等到睡觉前，消化未尽的气体会产生腹胀感，妨碍正常睡眠，所以宝宝在睡前尽量不要吃这些东西。

## 🍒 莲子百合肉汤

意面妈妈：NO.2，莲子百合肉汤。材料就是莲子、百合和瘦肉。把莲子、百合洗净，用水泡开。瘦猪肉洗净，切成小块，用开水焯一下，去除肉表面的油腻和血渍，使汤变得清爽可口，不油腻。锅洗净，加冷水，一次性加够，中途加水会影响汤汁的鲜美。然后放入莲子、百合。水烧开后放入猪肉块，小火煮15分钟即可。放入适量的盐，盐要最后放，如果放得过早会使肉脱水变硬，最后放盐，然后盖上盖子放置两三分钟，盐就会入味。

莫奇妈妈：莲子性平、味甘涩，入心、脾、肾经，具有补脾止泻、益肾涩清、养心安神之功效。百合味甘微寒，性平，功擅润肺止咳、清心安神。

意面妈妈：宝宝的晚餐最好选择容易消化的，所以我选了粥类和汤类。比如银耳绿豆粥，大概那些食材都是安神的，搭配起来煮一下就可以。所以想说一个和上面不太一样的，提个醒呗。

莫奇妈妈：好啊，说说莲藕。

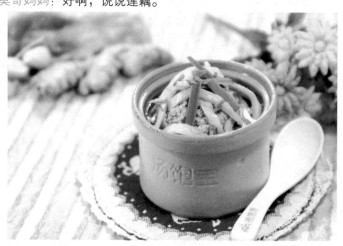

🍒 **红枣银耳莲藕汤**

意面妈妈：好嘞，多谢莫奇妈妈指点迷津，一句话惊醒梦中人啊。NO.3，红枣银耳莲藕汤。这是宝宝喜欢的甜品。银耳一朵，红枣10颗，莲藕一节，冰糖少许。将银耳泡开，撕成小块。红枣去核，切碎。莲藕切碎。
放入水，把食材放进去煮，加一点儿冰糖。煮两个小时就差不多了。

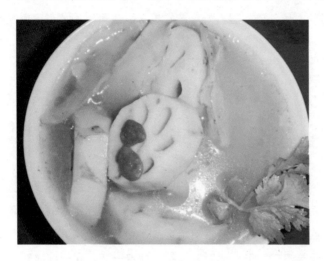

# 十三、打败"痱子"有绝招

## 🍒 打败"痱子"有绝招

泡泡妈妈：宝宝到夏天就起痱子，每天给他洗澡，还是有发红的红点，
宝宝痒得不行，大家有什么办法啊？

莲宝妈妈：这个我不怕，我有妙招。妙招一，选鲜嫩一点儿的黄瓜，将其洗净切片。在宝宝洗澡后或者睡觉前涂抹在起痱子的地方；妙招二，藿香正气水，洗澡的时候加到水里就好了；妙招三，也可以用西瓜皮擦起痱子的地方。

## 🍒 "痱子"宝宝要注意

爱婴陈老师：宝宝夏天长痱子，妈妈也不用太着急。我们要注意的就是应尽量避免宝宝大哭，以防出汗，宝宝出汗很容易引起痱子的。不要让宝宝到外面暴晒，在家里也要让宝宝保持凉爽。不要用电风扇直吹宝宝，空调不要调得太低，不要直吹，开一小时就关掉，休息一下。可以在冰箱里冻些冰块，取出来放到盆里，置于桌子上。还有就是勤用温水给宝宝洗澡，每天最好为宝宝洗澡和擦洗身体2次以上，不要用冷水，不要让宝宝在水里泡得太久。同时，一定要待皮肤擦干或晾干以后再穿衣物，要始终保持皮肤干燥。给宝宝穿棉质的衣服。如果宝宝头部生痱子，可将头发剪短，以减少出汗。但是不要剃光头，因为光头不但不能防止痱子，反而会增加细菌在头皮上的感染机会，让痱子长得更多。头发能帮助人体散热，调节体温。但是对很小的宝宝来说，夏日阳光照射强度大，宝宝的皮肤防御功能不够完善，剃光头会增加各种灼伤、碰伤头皮的可能性。若宝宝失去头发的屏障，头皮更容易感染细菌，引发痱子、疖子等。注意不要让宝宝光着身体在家中玩耍，这样会伤害宝宝的皮肤，也会导致宝宝长出痱子。如果痱子已经形成小脓疱，千万不要用手随意挤压。若同时伴有高热、拒奶、精神萎靡、不哭等异常情况，应该立即到医院予以相应的检查及治疗，以防发生不良后果。

### 🍒 三豆汤

莫奇妈妈：绿豆、赤豆、黑豆放在一起熬煮成汤，称为"三豆汤"。三豆汤有清热解毒、健脾利湿的功效。具体的制作方法是取绿豆、赤豆、黑豆各10克，加水600毫升，小火煎熬成300毫升，连豆带汤喝下即可，宜常服。如汤中加薏米20克，效果更好。

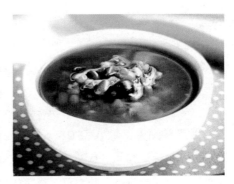

### 🍒 笋干老鸭汤

意面妈妈：我说一个笋干老鸭汤。食材是笋干、老鸭。笋干洗净，放入煮沸的开水里浸泡两小时或更长，泡至发软，捞起冲净，沥干水，切段。洗净宰好的老鸭，切成大块，氽水捞起。将

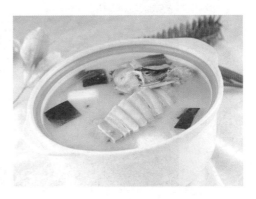

8碗水倒入瓦煲烧开，放入笋干，大火煮沸，转小火煲两个小时，下盐调味即可品尝。有清热、滋阴、促食欲、防便秘之功效。

### 🍒 冬瓜扁豆薏米汤

意面妈妈：我再说一个冬瓜扁豆薏米汤。取冬瓜500克，炒白扁豆20克，生薏米20克，青小豆20克。把冬瓜连皮切块，与白扁豆、生薏米同放入锅内，加适量清水，大火煮沸转小火，煲2小时，便可饮用。食用时可淡食或加入少许盐或糖调味均可。煲时如加入半片新鲜荷叶，使其解暑清热的功效更强。

莫奇妈妈：意面妈妈果然实在。清热解暑，健脾祛湿。作为夏季常用的清凉饮料，可预防痱子、疖疮。

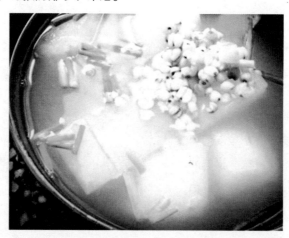

# 十四、不得湿疹的秘密

萌萌妈妈：萌萌又起湿疹了，什么时候才能好啊？脸上、头上、脖子后面都有，到医院开了药，擦后湿疹消得挺快，但是宝宝的脸上却绷得很紧，而且皮肤也变黑了，不知道是不是擦的药有影响。还有宝宝身上的湿疹隔两三天又复发了，脖子后面也有，觉得特别痒，小脖子不停地扭来扭去，很烦躁，每隔一会儿就哭，睡觉也不踏实。

## 🍒 引起湿疹的元凶

爱婴陈老师：湿疹，又叫"奶癣"，是一种因过敏或遗传引起的皮肤病，是婴儿时期常见的皮肤病之一。由于宝宝皮肤角质层比较薄，毛细血管网丰富，对各种刺激因素比较敏感而致发病，出生2～3个月容易发生湿疹，外用药物可减轻症状，常反复发作。1岁以后逐渐减轻，2岁后多数可以自愈。婴儿湿疹发病原因有以下几种，只有找到根源才能有效应对。

首先，湿疹与遗传有很大的关系，如果宝宝父母有湿疹病史，或对某种食物及环境因素过敏，应尽量避免让宝宝接触可能引起过敏的物质，羊毛、人造纤维、花粉、汗液、尿液、空气干燥都可能引发湿疹，患有湿疹的宝宝要远离以上的环境因素。

另外，很多宝宝是喝牛奶或者配方奶的，牛奶、配方奶中含有大量异体蛋白，极易引起过敏。宝宝一旦发生过敏，可以停止喝牛奶，试着改用其他牌子的配方奶粉就可能减轻湿疹。或者将牛奶多煮一会儿，还可以在奶中加1/3的米汤，以减轻湿疹。

除了对婴儿多加注意，妈妈也要注意饮食，鸡蛋、鱼、虾、蟹、巧克力等都可能会引起过敏，这是针对给宝宝吃母乳的妈妈。

还要避免日光直接照射患处，保持室内空气湿度，常开窗通风。宝宝的衣着要透气，不要穿得太厚。


### 🍒 湿疹宝宝要注意的事

意面妈妈：小朋友小时候基本都会得湿疹，意面小时候也是，那时候我查过资料。资料上说，宝宝得了湿疹以后，妈妈不要给宝宝乱涂药，应该带宝宝去看医生。还有，患了湿疹的宝宝在家中的护理要注意以下方面：给宝宝洗澡的时候要用温水，沐浴露一定要冲净。我个人觉得不用沐浴露最好，宝宝能有多脏啊？沐浴露多少都是有刺激性的。洗完后，要给宝宝擦干身上的水分，再涂上非油性的、无色无香味的润肤霜。因为润肤霜多含有化学物质，可自由选择是否要涂。

冬季宝宝室外活动时，要避免皮肤暴露在冷风中。最好给宝宝穿纯棉的衣服。家里不要养宠物。要经常给宝宝剪指甲，以减少抓伤的机会。还有患湿疹的宝宝少吃动物蛋白质，如牛奶、蛋，如果不确定过敏源，就不要随便禁食某种食物，以免缺少营养。宝宝大小便后还要及时清洗皮肤，以免受到尿液刺激。

## 🍒 适合宝宝用的护肤霜

澄宝妈妈：宝宝肌肤很娇嫩，用的护肤品也是需要精挑细选的，不能像大人一样可以随便挑选。我小时候用过一种护肤霜就很好用，而且价格不高。其实很多宝宝用的东西，不是价格高就好用的。可以买些好用不贵的东西给宝宝用。如果宝宝得了湿疹，不建议用药膏，因为药膏一般都含有激素，虽然见效快，但是一旦停药，很容易反复，而且会加重病情的。

萌萌妈妈：嗯，这个我很有感触，挑宝宝的东西可真是不能看广告，应该看疗效嘛。

## 🍒 湿疹也分很多种

莫奇妈妈：其实婴儿湿疹也分很多种的。我分别给大家说说：

第一，湿热型急性湿疹。症状是皮疹潮红、肿胀、渗液、结痂、瘙痒、小便赤、大便干结、舌红、苔黄。可以给宝宝喝绿豆薏苡仁汤。做法就是取绿豆、薏苡仁各30克，煮烂后加入白糖调味，一天内分几次食完，连服5~7天。

第二，脾虚型亚急性湿疹。症状是肤色暗红,有少许液体渗出,部分干燥结痂，反复发作；面、足浮肿，舌淡、苔白。针对此种类型，可以给宝宝喝玉米须芯汤。做法：取玉米须15克、玉米芯30克，先煎玉米须、玉米芯，去渣取汁，加冰糖调味。可连服5～7次。

第三，血燥型慢性湿疹。症状为皮肤干燥脱屑，色素沉着或呈苔藓状，患部剧烈瘙痒，常反复急性发作；舌淡，苔薄、白或净。宜喝红枣扁豆粥。做法：取红枣5个、扁豆15克加水煮至烂熟，加入红糖服食。

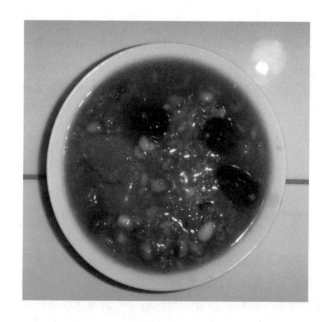

## 偏方治湿疹

莲宝妈妈：说得有模有样的啊。我没你们这么专业，说个偏方。三五个鸡蛋煮熟，然后把蛋黄取出来，在锅里放上一勺半香油，加热后放入蛋黄炸至微糊，把蛋黄油炸出来即可。凉后备用。接下来把宝宝患处洗净，擦上炸好的蛋黄油，每日数次，很快就好了。为了防止宝贝把油抹得到处都是，我一般等他睡了再抹。隔两三个钟头抹一次。不要出入乍热乍冷的地方。宝宝哭过后不要立即见风。祝宝贝早日康复！

澄宝妈妈：对，祝宝贝早日康复！

PART2

1岁~3岁篇

# 一、小家伙吃大人饭?

## 🍒 宝宝1岁以后可以吃大人饭

乐乐妈妈：大家好，我家宝宝现在1岁2个月，由奶奶带着，奶奶从来不给宝宝单独做饭，就给他吃大人的饭菜，只是少放一些盐。这样可以吗？对宝宝有没有影响？

爱婴陈老师：年轻的妈妈应注意给宝宝吃什么，但是老人带孩子一般都觉得没必须单独给宝宝备餐，以前带自己的孩子的时候也是这样，大人吃什么孩子就吃什么，也没什么问题。所以既然这样，作为孩子父母的我们也不必担心，看看我们自己就知道了，我们就是吃大人的饭长大的，还不是很健康？宝宝在1岁以后，在辅食安排上就可以吃跟大人一样的饭菜。但也要注意宝宝的接受能力，尽量把饭菜做的细、碎、软、烂，又能保证均衡的营养就可以了。注意观察宝宝身高体重的增长情况，如果宝宝发育正常，就说明现在的辅食添加是合理的。乐乐妈妈不用担心。

## 🍒 西红柿鸡蛋疙瘩汤

意面妈妈：我说几个适合大人吃同时又适合宝宝吃的食谱吧，很简单也很省力。

　　首先是西红柿鸡蛋疙瘩汤。材料：西红柿、鸡蛋、木耳，葱姜适量，面粉。面粉加水，用筷子搅拌成小疙瘩。西红柿热水烫一下，去皮。木耳切碎。锅中加油，加热，放葱姜碎炒香，加入西红柿，炒出红油，加水，最好用骨汤或者鸡汤，没有的话加水也可以。加木耳，加面疙瘩，最后加打散的鸡蛋花。这道汤营养好而且容易消化，大人小孩都可以吃，简单方便。

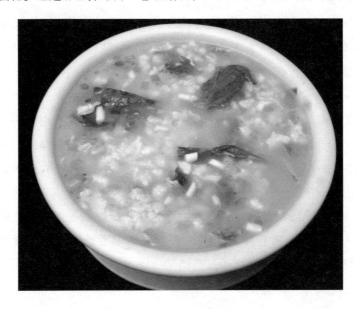

## 🍒 冬瓜丸子汤

　　意面妈妈：冬瓜丸子汤也是不错的选择。食材就是冬瓜、羊肉、鸡

蛋、豆腐、葱姜香菜适量。羊肉
要买一块羊肉再绞成馅，最好不
要买已经绞好的，因为我们不知
道原来的肉是不是新鲜。羊肉馅
中加入鸡蛋、葱姜适量，加入油
沿一个方向用筷子搅拌，直到
"上劲儿"。把冬瓜、豆腐切
片。水煮开后，加入丸子、冬瓜

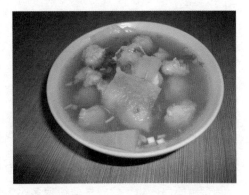

和豆腐，关火，加入切碎的香菜提味。用冬瓜丸子给小朋友泡一点儿米饭
吃，味道鲜美，又有汤喝。若不放冬瓜，放青萝卜丝也很好，可以增加机
体免疫力，消积、利尿、止泻。话说冬吃萝卜夏吃姜，不找医生开药方。

## 🍒 肉龙

意面妈妈：再说一个面食——肉
龙。材料是猪肉馅、香菇、白菜、鸡
蛋，葱姜适量。香菇白菜切碎，和猪
肉馅混合，加鸡蛋、酱油、葱姜。发
面，擀皮，将馅平铺到面皮上，面皮
从一端卷起，成卷，两端封口。冷水
上锅蒸，蒸熟后，用刀切成段即可。

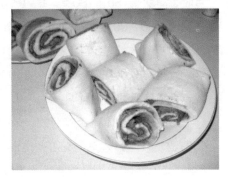

吃肉龙，加一个小凉菜，再配上粥喝。想想就美味营养。

# 二、小胖子也有春天

## 🍒 宝宝的正常体重

甜豆妈妈：请教一下老师，我家宝宝有些胖，怎么办呢？

澄宝妈妈：甜豆妈妈是值得很多妈妈学习的榜样哦。因为很多妈妈会问的问题都是"我家宝宝有些瘦，怎么办呢"，大多数家长都怕自己家的孩子瘦，以胖为荣。我记得我看见一个10个月的小朋友，竟然长到三十几斤，真是有些接受不了。

爱婴陈老师：是啊，以胖为荣好像是一种趋势，胖孩子是更容易让大家觉得健康，但是如果超重就不好了，所谓物极必反。正常足月的宝贝出生时体重为2000～4000克。最初3个月，宝贝每周体重增长180～200克，4～6个月时每周增长150～180克，6～9个月时每周增长90～120克，9～12个月时每周增长60～90克。按体重增长倍数来算，宝贝在6个月时体重是出生时的2倍，1岁时大约是3倍，2岁时大约是4倍，3岁时大约是4.6倍。在出生第二年，宝贝体重平均增长2500～3000克。2岁以后平均每年增长2000克左右，一直维持到青春发育期。

不同阶段宝贝体重计算公式：6个月以内体重（克）＝出生体重＋月龄×600；7～12个月体重（克）＝出生体重＋月龄×500；2～7岁体重（克）＝年龄×2＋8000。下面我再给大家发一个婴幼儿标准身高体重的表格，这样比较一目了然，便于大家参照。

| 年龄 | 体重（千克） | | 身高（厘米） | |
|---|---|---|---|---|
| | 男 | 女 | 男 | 女 |
| 01月 | 3.6-5.0 | 2.7-3.6 | 48.2-52.8 | 47.7-52.0 |
| 02月 | 4.3-6.0 | 3.4-4.5 | 52.1-57.0 | 51.2-55.8 |
| 03月 | 5.0-6.9 | 4.0-5.4 | 55.5-60.7 | 54.4-59.2 |
| 04月 | 5.7-7.6 | 4.7-6.2 | 58.5-63.7 | 57.1-59.5 |
| 05月 | 6.3-8.2 | 5.3-6.9 | 61.0-66.4 | 59.4-64.5 |
| 06月 | 6.9-8.8 | 6.3-8.1 | 65.1-70.5 | 63.3-68.6 |
| 08月 | 7.8-9.8 | 7.2-9.1 | 68.3-73.6 | 66.4-71.8 |
| 10月 | 8.6-10.6 | 7.9-9.9 | 71.0-76.3 | 69.0-74.5 |
| 12月 | 9.1-11.3 | 8.5-10.6 | 73.4-78.8 | 71.5-77.1 |
| 15月 | 9.8-12.0 | 9.1-11.3 | 76.6-82.3 | 74.8-80.7 |
| 18月 | 10.3-12.7 | 9.7-12.0 | 79.4-85.4 | 77.9-84.0 |
| 21月 | 10.8-13.3 | 10.2-12.6 | 81.9-88.4 | 80.6-87.0 |
| 2岁 | 11.2-14.0 | 10.6-13.2 | 84.3-91.0 | 83.3-89.8 |
| 2.5岁 | 12.1-15.3 | 11.7-14.7 | 88.9-95.8 | 87.9-94.7 |
| 3岁 | 13.0-16.4 | 12.6-16.1 | 91.1-98.7 | 90.2-98.1 |
| 3.5岁 | 13.9-17.6 | 13.5-17.2 | 95.0-103.1 | 94.0-101.8 |
| 4岁 | 14.8-18.7 | 14.3-18.3 | 98.7-107.2 | 97.6-105.7 |
| 4.5岁 | 15.7-19.9 | 15.0-19.4 | 102.1-111.0 | 100.9-109.3 |
| 5岁 | 16.6-21.1 | 15.7-20.4 | 105.3-114.5 | 104.0-112.8 |
| 5.5岁 | 17.4-22.3 | 16.5-21.6 | 108.4-117.8 | 106.9-116.2 |
| 6岁 | 18.4-23.6 | 17.3-22.9 | 111.2-121.0 | 109.7-119.6 |
| 7岁 | 20.2-26.5 | 19.1-26.0 | 116.6-126.8 | 115.1-126.2 |
| 8岁 | 22.2-30.0 | 21.4-30.2 | 121.6-132.2 | 120.4-132.4 |
| 9岁 | 24.3-34.0 | 24.1-35.3 | 126.5-137.8 | 125.7-138.7 |
| 10岁 | 26.8-38.7 | 27.2-40.9 | 131.4-143.6 | 131.5-145.1 |

## 🍒 老人照顾孩子的那些事

甜豆妈妈：哦，我家宝宝确实胖，现在2岁零1个月，体重已经35斤了。我一直没有时间带孩子，就把宝宝放到我婆婆家里。孩子的奶奶自然宠着孙子，要什么给什么，他每天花零钱，吃零食，不好好吃饭，结果一不留神长成了小胖子。奶奶自己还不觉得，一直得意洋洋的，觉得自己带的孩子好，胖乎乎的。现在我就在发愁，不知道怎么办才好。

爱婴陈老师：不用着急。现在很多妈妈都要工作，又不像上一代人那样工厂里面会有幼儿园可以带着孩子去上班，只好将孩子交给老人抚养。老人活了大半辈子，心境比较平和，有时间，而且有经验也比较细心，这些都是老人照顾孩子方面的优势。当然，老人抚养孩子有好处的同时，也会有一些弊端。一般情况下老人会比较溺爱孩子，使孩子变得依赖、自私，变得输不起。老人的观念会有些落后，但是他们爱宝宝的心是毋庸置疑的。只要爸爸妈妈和老人平心静气地沟通，大家的目的都是为了宝宝好，老人应该也不会反对。如果有条件的话，最好是让老人住到自己家里来，帮忙照顾孩子。

0～6岁是宝宝大脑发育、人格健全的重要阶段。特别是1岁到2岁期间，是孩子情商发育的重要时期，会影响孩子今后的发展和婚姻生活。所以，爸爸妈妈要和爷爷奶奶、姥姥姥爷商量好，共同配合抚养宝宝。爸爸妈妈不能将宝宝放到老人那里就不管不问了，在宝宝的成长历程里，爸爸妈妈的角色永远也不能被替代。

## 🍒 胖不是一件好事

爱婴陈老师：现在说一说宝宝长胖的情况。肥胖确实不是一件好事情，不仅易使孩子生病，而且会影响孩子的智力发育。有调查表明，超过正常体重20%的肥胖孩子与同龄正常孩子比较，前者的智力水平与后者相差甚远，而且前者的视觉、听觉以及接受知识的能力水平都比较低。此外，肥胖小儿会有较早的性发育，这就会影响孩子其他方面的成长，比如身高一般就会比正常的孩子矮一些。

这还是身体上的问题，如果他比较胖，很可能会受到其他小朋友的嘲笑，这样会影响孩子的心理发育。这样的孩子比较自卑、胆怯、孤独。而且因为这样他会不喜欢和人交往，这也会给他造成人际交往的障碍，长大以后与人沟通交流的能力也会比较弱。

## 🍒 控制肥胖的方法

爱婴陈老师：为了防止或者控制宝宝的体重，不让他成为小胖子，一定要给宝宝建立正确的饮食结构，要减少宝宝的脂肪摄入量，还要让宝宝多多运动。下面我介绍一些具体的方法。

第一，一定要尽可能让孩子在家里面吃饭，吃自己家里做的饭。现在的孩子喜欢去外面吃饭，也有的家长觉得给孩子买着吃是疼爱孩子的表现。其实，饭店里面的饭菜或者半成品热量和脂肪含量都比较高，营养物质却流失得比较严重。虽然两岁的孩子看上去已经基本可以吃大人饭了，但毕竟还是孩子，完全的大人饮食是不适合孩子的。从现在开始尽量和孩子在家里吃饭，做饭的时候也可以叫孩子一起帮忙，做些力所能及的事情，既锻炼了孩子的动手能力，也营造了祥和的氛围，全家其乐融融，多好。

第二，吃饭要定时定量。一般情况下，婴幼儿每天吃三餐或者四餐，每餐的量也要固定。早餐要吃饱，午餐要吃好，晚餐要吃少。这条规律对孩子一样适用。早餐对孩子很重要，不能凑合，尽量给孩子营养搭配合理。早上最好让孩子吃到水果、蛋、蔬菜、主食、奶或者豆浆。光喝牛奶吃鸡蛋是非常不科学的，营养单一，应该搭配得当。中午给孩子吃得丰盛些，种类要多些。晚上不要吃很多，尽量清淡。宝宝吃完第四餐一般不久就会睡觉，所以更不能吃得太多，如果孩子表现出明显的饥饿感，喝一杯奶就好了，这样既不会加重肠胃的负担，也有助于孩子的睡眠。

第三，造成肥胖的主要元凶就是零食。孩子都喜欢吃甜食，比如巧克力、糖果、蜜饯、蛋糕、碳酸饮料等等，这些都是热量很高的，孩子常吃就容易长胖。孩子不可能一下子戒掉零食，那么就从替换零食的种类开始。把这种高热量的食物替换成水果、酸奶、低脂高纤维的食物。

第四，就是尽量不要让孩子喝饮料，有时候连我们大人也会忽略的那种奶类饮料，很多家长会错认为那是一种奶，给孩子喝奶总不是坏事情。但奶类饮料并不是奶，而是饮料。各位家长应该注意：百菜不如白菜，百米不如白米，百水不如白水。给孩子喝白开水是最好、最健康的。有些孩子确实不爱喝水，喜欢喝甜的，一定拒绝喝水的孩子可以喝果汁。这里所说的果汁当然不是买的那种袋装用水冲的，也不是瓶装的，而是自己在家用榨汁机或者豆浆机打出来的，用水稀释一下给孩子喝就好。

第五，就是口味清淡。不仅是对孩子，大人也是一样，少油少盐才健康。少放刺激性的调味品，少吃油炸食品，食物多采用蒸、煮、凉拌等方式烹调。

第六，慢一点儿吃，不要狼吞虎咽。细嚼慢咽既是餐桌上的礼仪，也有助于让孩子细细品味出食物的滋味，对孩子认知世界有帮助。最主要的是细嚼慢咽可以提高饥饿的忍耐性和食欲敏感性。孩子毕竟是孩子，他们的自控力还是偏低的，我们大人可能因为想要减肥而少吃一点儿，小孩子不会有这种意识，大多数孩子都是贪吃的，所以细嚼慢咽可以防止他们吃多。

甜豆妈妈：我家孩子吃饭就是快，而且好像已经养成了狼吞虎咽的习惯。我让他慢点儿吃也不管用啊，他根本不听。

## 🍒 让孩子吃饭慢下来

爱婴陈老师：我们家长可能都会遇到这样的问题。和孩子讲道理孩子也未必懂得。那么我们可以用引导的方式，比如和他做游戏。孩子都是喜欢游戏的。我们来比赛，比赛谁咀嚼的时间更长。这种方式小孩子更容易接受一些。这样，孩子慢慢也会养成细嚼慢咽的好习惯。

其实孩子的饮食控制和大人减肥也差不多，除了刚刚说的，还有很重要的一点就是少食用脂肪。那大家觉得什么是脂肪含量高的食物？

莲宝妈妈：肥肉。

爱婴陈老师：对，那瘦肉是不是？

莲宝妈妈：不是吧。

## 让孩子发胖的饮食误区

爱婴陈老师：其实瘦肉的脂肪含量也是很高的。比如100克瘦猪肉含蛋白质16.7克，含有脂肪的量却是28.8克，所以瘦肉不代表就是含有脂肪少的，就可以不加节制地给宝宝多吃。

另外还有一种误区就是让孩子少吃主食，其实主食中含有的碳水化合物会转化成糖类，用于供给宝宝的大脑及身体发育。主食不要让孩子吃得太少。

## 餐前给孩子喝汤

爱婴陈老师：让孩子在每餐前先喝些汤或者粥，给孩子垫个底，既可以促进消化吸收，又可以使孩子少吃一点儿。在餐前喝汤或者粥对控制饮食是有帮助的。

最后就是要让孩子多运动。规律适度的有氧运动可以消耗体内多余的热量。让孩子多多运动，最好爸爸妈妈陪着他一起，用做游戏的方式达到运动的目的。比如他不喜欢跑步，就玩老鹰捉小鸡的游戏。这样既可以让孩子多在户外玩，呼吸新鲜空气，又可以做锻炼。另外应该注意的就是孩子如果本身就胖的话，他的体重较大，心肺功能也相对较差，所以开始的时候运动强度也不宜过大，循序渐进为好，贵在坚持。

澄宝妈妈：意面妈妈今天还没有给我们推荐几款宝宝喜欢又不容易发胖的菜肴呢？

## 🍒 荷塘小炒

意面妈妈：有的，好饭不怕晚，不要着急。第一，荷塘小炒。食材：莲藕、百合、西芹、马蹄、红甜椒。将莲藕去皮切成薄片，浸泡在清水里，防止氧化变黑。红甜椒切圈，西芹切小片，百合掰成片，马蹄去皮切厚片。适量水烧开，放入藕片汆烫1分钟左右，捞起冲凉水并沥干备用，去掉莲藕里面的淀粉，吃起来更爽脆。锅烧热加入少许油，放入红甜椒、西芹、马蹄翻炒片刻。倒入沥干水分的藕片，快速翻炒片刻，加入适量盐调味。关火、离灶，加入百合炒匀即可。因为百合遇高温烹炒会变黑，所以最后关火离灶后才加入。最后强调的是此菜为了突出食物本身的甜美、爽脆，所以只用盐调

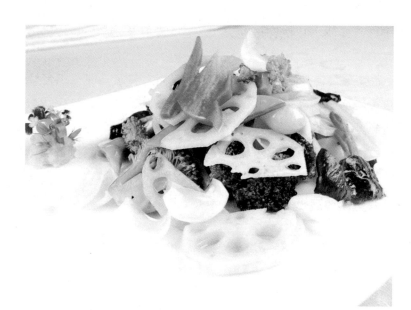

味即可，油的用量也要少。

　　莲宝妈妈：我最近知道怎么选莲藕了。要挑选藕身又肥又圆的，表面发黄的，断口的地方闻着有一股清香的味道的。看起来很白的那种很可能是使用工业用酸处理过的，闻一闻，会有酸味。要是选两头都带蒂的藕身的话，切开后会比较干净，里面没有泥水。

　　阳光育儿王老师：对于控制体重，莲藕确实是一个不错的选择。因为莲藕中含有黏液蛋白和膳食纤维，能与人体内胆酸盐，食物中的胆固醇及甘油三酯结合，使其从粪便中排出，从而减少脂类的吸收。同时，莲藕能散发出一种独特清香，还含有鞣质，有一定健脾止泻作用，能增进食欲，促进消化，开胃健中。

## 🍒 南瓜饼

意面妈妈：第二，南瓜饼。南瓜内含维生素和果胶，果胶很好的吸附性，能黏结和消除体内细菌毒素以及其他有害物质，如重金属中的铅、汞和放射性元素，可起到解毒作用。南瓜与淀粉类食物混食，可提高胃的调节吸收速率，使碳水化合物易于排出，有防止便秘、降血压和减肥的功效。南瓜还可以防癌、抗衰老、抵制多种疾病，是一种不可多得的保健食物。常吃南瓜，有补中益气的作用，它所含的一些成分可以中和食物中残留的农药，以及亚硝酸盐等有害物质，促进人体胰岛素

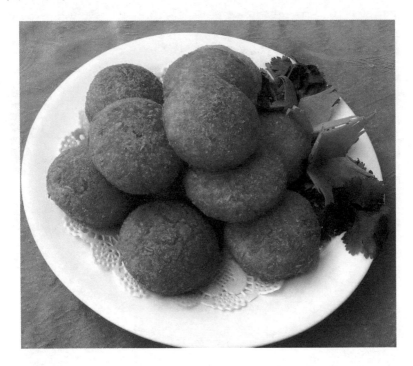

的分泌，还能帮助肝、肾细胞增强再生能力。南瓜中所含瓜氨酸可以驱除寄生虫，除具有杀菌、止痢作用外，并能降低血液中胆固醇的含量，使血糖浓度降低。所以多吃南瓜，既能饱腹，又可以防止发胖和糖分增加。

　　食材有南瓜一个、面粉1杯、盐少许、水1杯。把南瓜去皮去瓤，刨成丝加盐腌一会，去掉里面的水分，使南瓜变软。南瓜丝变软后，加入面粉、水调匀。烧热平底锅，涂些油，倒入适量面糊。中小火煎到两面金黄，熟透就可以了。

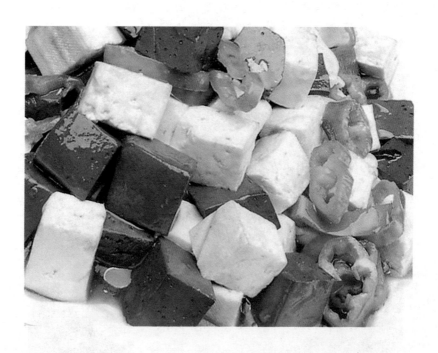

## 🍒 双色豆腐

意面妈妈：第三个，双色豆腐。食材就是猪血，又叫血豆腐，再加上冻豆腐。猪血是天然的润肠通便食品，它能清洁人体新陈代谢所产生的"垃圾"，有人体"清道夫"的美称，而且它热量非常低，脂肪含量也非常低。豆腐经过冷冻之后产生的酸性物质能破坏人体内的脂肪，特别是它能帮助吸收肠胃里的脂肪，还能促进脂肪的排泄。生菜富含水分，热量低。把猪血切块焯水。锅里放清水、姜片煮开。放入猪血及冻豆腐块煮熟。最后放入生菜烧滚即可。

莲宝妈妈：还有第四个吗？


## 🍒 山药焖鸭

意面妈妈：是啊，再来一个山药焖鸭，不燥不腻，是宝宝爱吃的佳肴。食材是鸭半只、淮山药1根、小葱4根、姜两片、八角1个、桂皮1根、干黄酱、酱油。

做法就是将鸭子剁块，放进冷水锅，焯水后用热水洗净撇去浮沫备用。取锅，不用加油，将鸭块的鸭皮朝下放入锅内，用小火煸出鸭油。加入1汤匙干黄酱、两勺酱油煸炒。加水，放入葱、姜、五香、桂皮，大火烧开，加盖，转小火焖1个小时。焖的时候，将淮山药去皮切成滚刀块备用。1小时后，加入山药，加盖，再焖10分钟即可。

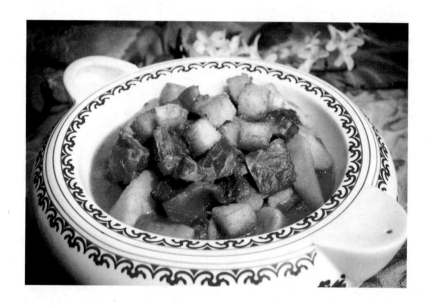

# 三、不消化，肚子胀？有人帮忙！

## 🍒 什么是消化不良

唐心妈妈：姐妹们，唐心现在已经一岁零八个月了，最近吃东西总是吃一半就不吃了，怎么哄都不行，大便也不好，以前是一天拉一次，现在两三天一次，而且比较干，是不是消化不良了？

爱婴陈老师：腹胀、食欲不佳、肚疼腹泻、呕吐，这些都是宝宝消化不良的症状。宝宝大便的间隔长，大便比较干，可能跟缺水、奶粉或辅食当中蛋白质含量比较高有关。可以给宝宝吃一些助消化的食品，多吃水果蔬菜，以及自制的果蔬汁。少吃甜食，多活动。这些都对改善排便有帮助。

## 🍒 爽脆拌三丝

意面妈妈：来个开胃助消化的凉菜——爽脆拌三丝。需要的原料是芹菜、银耳和绿豆芽。全部下水焯，沥干水，然后切丝，放上盐、香油、醋，拌一下就好。做法简单而且味道好。菜品很开胃，又有助宝宝消化。

阳光育儿王老师：芹菜含有蛋白质、脂肪、碳水化合物、纤维素、维生素、矿物质等营养成分。其中，维生素B、维生素P的含量较多。矿物质元素钙、磷、铁的含量更是高于一般的绿色蔬菜。经常吃些芹菜，对于及时吸收、补充自身所需要的营养，提高生理机能，增强人体抵抗力都大有益处。芹菜中的粗纤维对通便有益处。

莫奇妈妈：《吕氏春秋》中也有"菜之美者，有云梦之芹"的记载。芹菜性凉、味甘，具有甘凉清胃，涤热祛风，利口齿、咽喉、明目、养精益气、补血健脾、止咳利尿、降压镇静的作用。芹菜适宜与西红柿、牛羊肉同食；但与鸡肉、黄瓜、南瓜等相克，食用时要尽量注意不要同食。

莲宝妈妈：最好选择比较嫩的芹菜，挑选芹菜时，掐一下芹菜的茎部，易折断的为嫩芹菜，不易折的为老芹菜。芹菜叶子的营养价值很高，甚至蕴含的营养物质的含量部分高于芹菜的茎，因此不要扔掉芹菜叶子，将芹菜茎用水焯一下，拌起来吃也不错。

阳光育儿王老师：绿豆在发芽过程中，会增加很多维生素C，而且部分蛋白质也会分解为人体所需的氨基酸，可达到绿豆原含量的7倍，所以绿豆芽的营养价值比绿豆更大。

莫奇妈妈：绿豆芽性凉味甘，不仅能清暑热、通经脉、解诸毒，还能补肾、利尿、消肿、滋阴壮阳，调五脏、美肌肤、利湿热，适用于湿热瘀滞、食少体倦、热病烦渴、大便秘结、小便不利、目赤肿痛、口鼻生疮等患者，还能降血脂和软化血管。

## 🍒 自己在家生豆芽

石头妈妈：听说买来的豆芽有的是用化肥催起来的，真可怕！不如我教大家自己在家里生豆芽。把黄豆用温水泡一晚上。泡到胀开、微微鼓起，淘洗干净，沥干水后放碗里。碎的豆子可以拣出来，碎的豆子是发不出芽来的。找一块干净、无油污的纱布或者毛巾、棉布盖在上面。每天打开纱布给黄豆换一次水，每次都要沥干水，并可以顺便洗一下纱布。到了第四天就可以吃自己泡出的豆芽了。自己种的豆芽不仅口感好，而且吃起来放心，建议妈妈都给宝宝做这道菜。

阳光育儿王老师：再说银耳。银耳富含蛋白质、钙、磷、铁等。此外，还含有多种维生素和微量元素及银耳多糖等成分。银耳能提高肝脏解毒能力，起保肝作用。银耳富含的维生素D能防止钙的流失，对生长发育十分有益。因富含硒等微量元素，使它可以增强机体抗肿瘤的免疫力。银耳富有天然植物性胶质，可以润肤。银耳中的有效成分酸性多糖类物质，能增强人体的免疫力，调动淋巴细胞，加强白细胞的吞噬能力，促进骨髓造血功能。银耳多糖具有抗肿瘤作用。银耳中的膳食纤维可助胃肠蠕动，可以通便。

莫奇妈妈：银耳，又称白木耳，是一种生长于枯木上的胶质真菌，因其色白如银，故名银耳。由于银耳所含的营养全面，且有一定的药用价值，历来与人参、鹿茸同具显赫声誉，被人们称为"山珍"、"菌中明珠"，有强精、补肾、润肺、生津、止咳、清热、养胃、补气、和血、强心、壮身、补脑、提神之功效。

小明妈妈：银耳的功效真多啊，真长知识了。我们家的小明最近总是说肚子胀，不好好吃饭。以前他吃饭从来没有让人操心过，吃得特别多，拦都拦不住。现在不好好吃饭的原因是不是消化不良啊？我担心得不得了。

小言妈妈：别担心，小明妈妈。有大家在，还有专家老师，会帮你分析并给你适用的建议的。

爱婴陈老师：宝宝现在多大了？

小明妈妈：两岁半了。

爱婴陈老师：宝宝除了肚子胀，食欲不好，还有没有其他的表现，就是和平时不一样的地方？

小明妈妈：别的倒是没注意，但他好像睡不安稳。夜里总是不停地翻身，有时候还咬牙。除此之外没有其他的症状了。老师，他是不是肚子里面有虫子了？

## 🍒 咬牙不是长虫子，是积食

爱婴陈老师：这种表现确实和长虫子很像，但还有另一种可能是积食。如果是长虫的话，孩子应该变得贪吃，却不会发胖，脸上会长白斑，或者手指甲上出现白点，睡觉喜欢趴着睡，肛门处发痒。而积食的话，孩子可能会有口臭，并且舌苔发白发厚。小明妈妈可以回去观察一下。

## 🍒 少吃点吧，积食宝宝

小明妈妈：听老师这么分析，感觉我家宝宝应该是积食，主要是小明吃得太多了，而且前几天姥姥来家里，说孩子要吃肉才长个儿，基本没怎么给宝宝吃菜，都是吃很多肉。

爱婴陈老师：对，其实很多家长在这方面都有这样的误区，认为孩子可以多吃一些，这样长得快。其实孩子和大人是一样的，吃多了，身体同样接受不了。不能给孩子一味地吃肉，要荤素搭配，均衡身体所需的营养。很多家长，尤其是爷爷、奶奶、姥姥、姥爷这些长辈，因为生长在物资匮乏的年代，所以对肉类有明显的偏好，这些都可以理解。但作为宝宝爸爸妈妈的我们要把好关。另外还有一些家长，在孩子吃饱饭之后还给孩子吃零食，这些也是不好的习惯。有些孩子天生饭量小，我们也不要一味强求，只要孩子健康成长就可以了，没必要在饭量上求多。如果孩子既吃得多又活动少的话，除了积食，更严重的情况可能会使多余的脂肪在肝脏处堆积，形成脂肪肝等疾病。

积食其实不是小问题，它会增加宝宝肠、胃、肾脏的负担，还可能给这些脏器带来疾病，所以妈妈们还是要多加注意的。

莫奇妈妈：我们还是要相信传统的中医文化，我来推荐两个适合给积食的宝宝吃的东西和按摩的方式。

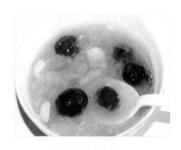

## 🍒 健脾汤和消食水

莫奇妈妈：第一道是健脾汤。可以去药店买一些白术、土茯苓、云苓、茨实、淮山（干品）、太子参、元肉、红枣、虫草花、五指毛桃，不一定要买全，可视情况而定，每次选上1~2种即可，取量大约10克，在给宝宝熬肉、鱼、骨汤的时候加到里面即可。

莫奇妈妈：第二道是消食水。取谷芽、麦芽各10克，山楂5克煲水给宝宝喝，每周喝一次即可。同时喝消食水的这几天，尽量让宝宝少吃肉。

## 🍒 简单按摩法

莫奇妈妈：下面我再说一些简单的按摩方法。

捏脊：让宝宝趴在床上，夏日可脱去上衣，露出背部，沿宝宝脊椎两旁二指处，用两手拇指、食指和中指从尾骶骨开始，将皮肤轻轻捏起，慢慢地向前捏拿，一直推到颈部大椎穴，由下而上连续捏五六次为一组，捏第3次时，每捏3下须将皮肤向上方提起。此法最好坚持每日早晚各做1组。

推脾土：脾土穴在大拇指的螺纹面，妈妈可用拇指顺时针方向旋转按摩，每天1次，每次200下。

揉板门：板门在大鱼际隆起处，妈妈可用拇指顺时针给宝宝揉推，每天1次，每次50下。

揉中脘：胸中与肚脐连线的二分之一处，即是中脘穴位。妈妈先搓热手掌，用手掌根旋转按揉，每日2次，每次30下。

摩涌泉：足底心即是涌泉穴。家长以拇指压按涌泉穴，旋转按摩登30~50下，每日2次。

这些按摩手法其实不很困难，权当和宝宝做游戏就好了。宝宝也会喜欢的。

### 🍒 青柠海蜇丝

意面妈妈：现在该由我来介绍食谱了。积食的宝宝吃什么好呢？不用着急，有我意面妈妈在，总有一款适合你。

材料：青柠檬，海蜇，白萝卜，香菜，红、黄两色彩椒，橄榄油，白糖，醋，盐。

做法：先将海蜇放在清水中浸泡2小时以上，再用清水冲洗3～4遍，冲去盐分和沙子，然后切成丝沥水备用。青柠檬切成两半，一半榨汁，一半带皮切成丝。白萝卜切丝后用盐捏几下，腌制15分钟后用凉开水冲去盐分，捏去水备用。彩椒切丝，香菜切段备用。然后将菜放在盘中，青柠檬汁、白

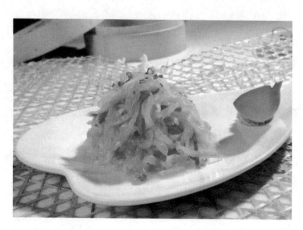

糖、橄榄油混合成调料汁拌在菜里即可。味道清新，很爽口。

取柠檬汁很多人都是用手捏，其实有更好的方法。人类之所以进化了，是因为会使用工具。我们要借助的就是一把叉子。最专业的做法是取一把大小合适的叉子，刺入柠檬底部，而后顺着固定方向旋转。此时柠檬汁将会均匀滴下，准备好容器接住即可。

阳光育儿王老师：柠檬含柠檬酸、苹果酸等有机酸和橙皮苷、柚皮苷、圣草次苷等黄酮苷，还含有维生素C、维生素$B_1$、维生素$B_2$和烟酸、糖类、钙、磷、铁等多种营养成分，以及香豆精类、谷甾醇类、挥发油等物质。柠檬所含的成分除提供营养素外，还可促进胃中蛋白质分解酶的分泌，增加胃肠蠕动，有助于消化吸收。柠檬汁有很强的杀菌作用。柠檬还具有美容作用，使宝宝皮肤光洁柔嫩。

海蜇含有蛋白质、脂肪、碳水化合物、多种维生素、烟酸、钙、磷、铁、碘、胆碱等主要成分。

白萝卜含有蛋白质、脂肪、碳水化合物、膳食纤维、维生素A、胡萝卜素、硫胺素、核黄素、烟酸、维生素C、维生素E、钙、磷、钾、钠、镁、铁、锌、硒、铜、锰等。其中丰富的维生素C和微量元素锌，有助于增强机体的免疫功能，提高抗病能力。芥子油能促进胃肠蠕动，增加食欲，帮助消化。萝卜中的淀粉酶能分解食物中的淀粉、脂肪，使之得到充分地吸收。萝卜含有木质素，能提高巨噬细胞的活力，吞噬癌细胞。此外，萝卜所含的多种酶，能分解致癌的亚硝酸胺，具有防癌作用。

彩椒富含多种维生素及微量元素，尤其含有丰富的维生素C，不仅可改善黑斑及雀斑，还有消暑、补血、消除疲劳、预防感冒和促进血液循环等功效。

香菜营养丰富，主要营养成分有蛋白质、胡萝卜素、钙、磷、铁等。经科学分析，香菜中胡萝卜素的含量为番茄、黄瓜、茄子、菜豆的10倍以上，钙、铁的含量也高于其他许多叶类蔬菜。此外，香菜嫩茎叶中还含有甘露糖醇、正葵醛、壬醛和芳樟醇等一类挥发油物质，这是它有特殊香味的主要原因，具有刺激人的食欲，增进消化等功能。

而调味料中的醋可以开胃，促进唾液和胃液的分泌，帮助消化吸收，使食欲旺盛，消食化积。橄榄油营养丰富，在西方被誉为"液体黄金"、"植物油皇后"、"地中海甘露"，有祛脂降压、降低胆固醇、护心、通便、润肠、壮骨、养颜护肤、抑癌抗瘤、抗衰抗辐射等作用。

莫奇妈妈：海蜇味咸性平，有清热解毒、化痰软坚、降压祛风、除湿、消积、润肠之功效。

中医理论也认为白萝卜味辛甘、性凉、入肺胃经，为食疗佳品，可以治疗或辅助治疗多种疾病，本草纲目称之为"蔬中最有利者"。有下气消食、除痰润肺、解毒生津、和中止咳、利大小便之功效。

彩椒则性热味辛，有补血益气、安神除烦之功效。

中医认为，香菜辛温香窜，内通心脾，外达四肢，辟一切不正之气，为温中健胃养生食品。日常食之，有消食下气、醒脾调中、壮阳助兴等功效，适于寒性体质、胃弱体质以及肠腑壅滞者食用，可用来治疗胃脘冷痛、消化不良、麻疹不透等症状。但不宜多食。

唐心妈妈：那我家唐心可不可以吃这个？

阳光育儿王老师：你家宝宝稍微小一点儿，海蜇要少吃一点儿。意面妈妈，再来说两个各年龄宝宝可通吃的食谱吧。

### 🍒 白扁豆瘦肉汤

意面妈妈：得令。白扁豆瘦肉汤。王老师，这个怎么样？

阳光育儿王老师：这个好，这似乎是一道传说中用于小儿脾虚泄泻、消化不良、暑湿泻下等症的药膳。白扁豆性微温，味甘，具有健脾化湿之功，且含有蛋白质、脂肪、氨基酸、维生素A、维生素$B_1$、维生素$B_5$、维生素C及生物碱、钙、磷、铁等成分。

意面妈妈：大家欢迎王老师给大家说说这款药膳的制作方法，掌声欢迎。王老师，您来讲解这个食谱吧。

阳光育儿王老师：承蒙意面妈妈的抬爱，那我就献丑了。取白扁豆一把，瘦猪肉一小块。制作方法很简单，把瘦肉洗净，用开水稍烫去血腥味，切碎，放进锅中，加水适量，再加入白扁豆，用小火炖1小时，加盐适量。

### 🍒 绿茶什锦蘑菇

意面妈妈：王老师分享了"白扁豆瘦肉汤"，我也来说一个："绿茶什锦蘑菇"。材料为：瘦猪肉一小块，鲜香菇、洋菇、平菇、鲍鱼菇适量，胡萝卜一个，绿茶末1小匙，葱段5~6节，盐、玉米淀粉适量。将食材洗干净后切片备用。肉片放入干淀粉中上浆，加入盐，入滚水中氽烫至变色捞出。将菇料入沸水中焯至半熟。炒锅内放油适量，菇类、胡萝卜入锅翻炒，加绿

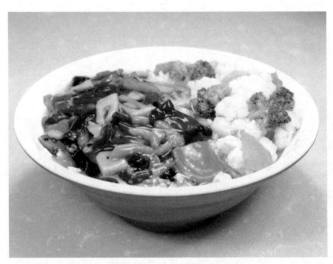

茶末、再加肉片混拌均匀，倒入1杯开水或高汤烩出味，下葱段，加盐，勾芡起锅。此菜健脾开胃，通便排毒，专门应对消化不良。

*阳光育儿王老师：*蘑菇中含有人体难以消化的粗纤维、半粗纤维和木质素，可保持肠内水分平衡，还可吸收余下的胆固醇、糖分，将其排出体外，对治疗便秘、消化不良有帮助。而且蘑菇还能提高机体抵御各种疾病的免疫力，具有止咳化痰的作用。

说到绿茶，绿茶含有机化合物450多种、无机矿物质15种以上，这些成分大部分都具有保健、防病的功效。绿茶中的这些天然物质成分，对防衰老、防癌、抗癌、杀菌、消炎、消食、防蛀牙、清热、降火等等均有特殊效果。

*莲宝妈妈：*可是小孩子可以喝茶吗？

*阳光育儿王老师：*小孩子不能像大人一样喝浓茶，喝少量的是可以的。况且我们只是往菜里加了一小勺。莲宝妈妈别担心。

# 四、吃饭要有好习惯

巧巧妈妈：我家宝宝吃饭很困难，每次吃饭都要一个多小时，连哄带吓，吓过了还哭，总之是不好好吃饭。真是太让人着急了。

意面妈妈：把饭做得好看一些，颜色鲜艳，宝宝会更感兴趣一些。

澄宝妈妈：意面妈妈的杀手锏……

## 🍒 别说跟吃饭无关的话

莲宝妈妈：可以在吃饭的时候，和孩子说一些和吃饭有关的话。要注意的是：在宝宝饭间和他说话，只能说和吃饭有关的话，千万别说其他的，千万别惹他笑或者哭，否则容易呛到宝宝。要对他说：吃这个会长高，吃那个有营养，吃这个会变漂亮等等，宝宝会记住的。也别给他玩玩具，别让他看电视，大人不要只顾聊天，应营造适宜的吃饭环境，让宝宝把兴趣放在吃饭上。做好宝宝的榜样，孩子都是有样学样的，如果家长挑食，孩子也会学着挑食，所以我们要先管好自己。

## 🍒 别斥责孩子

爱婴陈老师：缺锌的宝宝不喜欢吃饭，妈妈可以带孩子做个检查，没得到检查结果之前，先不要随便给孩子补锌。另外，有些孩子的肠胃功能不是很好，吃饭比较慢或者孩子天性就是慢性子，做什么都慢，那么就更不要吓唬孩子，不要用斥责的口气，因为这样做会引起孩子的反感，会适得其反的。对待孩子，尽量要用鼓励的口气引导他们，循序渐进。

## 🍒 一起动手做

阳光育儿王老师：还可以让宝宝帮忙做饭，这样会培养孩子对吃饭的兴趣。一岁半的宝宝可以做很多事情了，比如帮忙拿一些食材，或者在定时器响的时候叫妈妈一声。这些都会增加孩子的成就感，让他觉得自己出了力，也会更愿意享受自己的"劳动成果"。

## 🍒 饮食好习惯

爱婴陈老师：刚刚王老师提醒了我，我在这儿想和大家分享一下宝宝的饮食好习惯，哪些好习惯可以使宝宝更加聪明、健康。

### ★ 饮食好习惯之一：让宝宝欢乐地进食

良好的餐前情绪，是儿童增加食欲的主要因素。吃饭时的情绪是否愉快，也是决定孩子是否爱吃饭的关键。不要经常逼迫孩子吃饭或是在吃饭时斥责孩子，否则会让他觉得吃饭是一件讨厌的事。

### ★ 饮食好习惯之二：宝宝食品质量佳

妈妈做饭时要多变化样式、口味，让孩子每天对食物感到新奇。如有需要可以参看食谱。

### ★ 饮食好习惯之三：让宝宝参与食物制作

我们要让孩子参与制作过程。比如可以让孩子自己涂果酱、加盐，因为有参与感，孩子会更喜爱自己制作的食物。此外，餐前我们可以叫孩子帮忙擦桌子、拿筷子，或者介绍即将上桌的饭菜的营养和味道如何。这些都会让孩子有成就感，从而爱上吃饭。当然，妈妈一定要让宝宝做力所能及的事情，不要让宝宝做太高难度的，就算宝宝没有做好，妈妈也不能责骂，应该安抚和鼓励。不要因为这一次宝宝的表现不佳，就剥夺了孩子下一次帮忙的权力。

### ★ 饮食好习惯之四：隔一段时间让宝宝进食

大人有时也会因为情绪、气候而胃口不佳，如果孩子偶尔在"饭点"仍不觉得饿，就别硬要求他吃。隔一段时间再问孩子是否想吃。如果孩子对某一种食物感到讨厌，可能只是暂时不喜欢，可以试着再让他吃吃看。

### ★ 饮食好习惯之五：找出可以替换的食物

学会替换原则。食物的种类虽然很多，但是营养成分却可以替换，如果宝宝真的不喜欢某些食物，就试着找出可替换的食物。不要强迫孩子吃他不喜欢吃的东西，那样只会让他对吃饭充满恐惧。

### ★ 饮食好习惯之六：宝宝饮食，该管得管

要避免孩子单独进餐，没有家长的管教和指导，宝宝就只吃自认为好吃的，其他的菜肴营养再丰富也不会问津；或者吃一点儿，玩一阵儿；有的孩子干脆把饭菜倒掉一些而谎称自己吃了。同时，和宝宝一起吃饭，可以使孩子没有孤单感。但是不要管得过度，如孩子很大了还要妈妈喂，那就糟糕了。要让孩子学会自己吃饭。

### ★ 饮食好习惯之七：食物互补有讲究

要广泛地吃不同种类的食物，充分体现食物营养互补的道理，也是孩子获得各种营养素的保证。可先从每天吃10～15种食物做起。这样也可以避免某些食品吃得过多而带来的危害。

### ★ 饮食好习惯之八：吃饭要细嚼慢咽

培养孩子吃饭要细嚼慢咽的习惯，这种慢食法可以健脑、减肥、美容、防癌。对大人来说也很有用的。

### ★ 饮食好习惯之九：提倡素食文明

素食文明不是只吃素，一点荤也不吃。少吃荤、多吃素是孩子脆弱的消

化系统结构所决定的。素食也是防治文明病的核心措施。

★ 饮食好习惯之十：一日三餐皆需早

对于孩子与大人来说，早餐是一天的"智力开关"。一定要给孩子吃早餐，还要吃营养均衡的早餐。早餐的上一餐是昨晚的晚餐，离这一餐的时间已经很长了，虽然睡觉消耗的能量很小，但是还是要早点给孩子补充能量。晚餐也要尽量早点吃，如果吃得太晚，刚吃完就睡觉的话，肠胃压力过大，不利于健康。

# 五、聪明的宝宝吃什么

## 🍒 大脑发育的阶段需要补充什么

爱婴陈老师：在胎儿时期和婴幼儿时期，要特别注意给宝宝补充营养，让大脑在黄金阶段得到充足的营养。因为当孩子3岁左右时，脑发育已经达到高峰。即使宝宝的身高体重仍不断增加，但脑的重量却增加得很缓慢了。

脑发育的阶段如下所示：

0～2岁：脑重量快速增长，刚出生的宝宝脑重量为成人的25%；

2～4岁：脑重量达到成人的80%；

4～7岁：脑重量达到成人的90%。

从上面的发展阶段我们可以看出，0～7岁对宝宝的智力发展十分重要，除了必要的智力训练及刺激外，更重要的是提供给宝宝充分、必要的营养物质。由于大脑发育具有不可逆转性，所以一定要注意宝宝脑营养的供给。

智力是由思维能力、想象力、记忆力、观察力、操作能力组成的。我们说饮食对宝宝聪明程度的影响，其实是说饮食对这几个能力的影响。下面我们来说一些大家经常听到，但是未必懂得的一些词语。

### ★ 不饱和脂肪酸

脂肪中的亚油酸、亚麻酸、花生四烯酸、DHA、EPA等不饱和脂肪酸，对脑细胞的发育和神经的完善起着极为重要的作用。如果缺乏不饱和脂肪酸的话，很容易使智力发育存在缺陷，永久性损害大脑功能。

亚油酸、亚麻酸存在于核桃等坚果类食物中，DHA广泛存在于海产食物中，特别是深海鱼。鱼眼附近的脂肪组织，DHA尤其丰富。

### ★ 卵磷脂

卵磷脂是构成脑神经组织、脑脊髓的主要成分，磷脂在人体不能自行合成，只能从食物中摄取。卵磷脂可以促进大脑神经系统与脑容积的增长、发育，对于增强思维和记忆力十分重要。当宝宝还在妈妈肚子里的时候，孕妇摄入的卵磷脂是否足够就会影响到胎儿的大脑发育。

富含卵磷脂的食物有蛋黄、大豆、猪脑、猪肝、小麦胚芽、蘑菇及花生、芝麻和核桃等。

### ★ 蛋白质

蛋白质是脑细胞的主要成分之一，如果蛋白质供给不足则会影响脑细胞的新陈代谢，使婴儿智力发育受阻。含蛋白质的食物经过消化后，人体将其变成自身的蛋白质。蛋白质是脑细胞兴奋和抑制过程的物质基础，它对人的语言、思考、记忆、神经传导、运动等方面都起着重要的作用。

富含蛋白质的食物有鱼、肉、动物内脏、牛奶和奶制品等。

### ★ 铁与锌

铁：大脑的一切活动有赖于氧气的供给，氧气供应充足，才能保证大脑的活跃度，反应随之加快，效率提高。铁是运送氧气的重要参与者，如果缺铁。会导致运输给大脑的氧气减少，进而影响到大脑功能。

富含铁的食物有肝脏、蛋类、动物血及菠菜等。

锌：在人体中，锌是分布最广泛的必需的微量元素，也是细胞内最丰富的微量元素。缺锌可致脑DNA和蛋白质合成障碍，使大脑功能不全，影响宝宝智力发育。锌能使大脑精力集中，思维敏捷，同时记忆和信息的储存功能都随之增强。

### ★ 维生素B、C、E

维生素类对智力的作用，是使大脑将食物营养变成智力活动的能量。没有它们，再好的营养成分也不能造就聪明的孩子。

维生素B：人的神经系统对缺乏维生素B类尤其敏感。它们能够维持神经系统的正常运作，促进脑部血液循环，进而提高智力。维生素B1有维护智力和促进智能活动的功能，如果缺乏，会导致神经细胞衰退，功能变弱。

维生素$B_{12}$是维护智力的营养素之一。

叶酸有助于促进脑细胞生长，并有提高智力的作用。

维生素C：它能防止脑细胞老化。

维生素E：保持脑的活力，避免大脑早衰，是大脑的保护剂。

## 🍒 吃什么让宝宝更聪明

爱婴陈老师：那么在宝宝的日常饮食中，给宝宝吃什么，怎样吃，可以让宝宝更聪明呢？

### ★ 小米

小米营养丰富，含有的蛋白质、脂肪、钙、磷、铁等都比大米多；人体所需的8种氨基酸、维生素，小米均含量丰富，而且难得的是，小米的粗纤维的含量相对比较低，特别适合宝宝食用。小米中的维生素$B_1$、$B_2$特别丰富，一般粮食中不含有的胡萝卜素，小米每100克含量达0.12毫克，维生素$B_1$的含量位居所有粮食之首。

但是有一点需要特别注意：小米含的蛋白质中赖氨酸过低而亮氨酸又过高，氨基酸的组成不如大米理想，所以小米不能取代大米成为宝宝的主食。

★ 大豆

大豆是植物性食物中蛋白质含量最高的，氨基酸组成也接近人体需求，而且含有大量的赖氨酸，大豆中的含铁量和维生素含量都比较高，而且大豆中富含的磷脂是促进大脑发育的重要物质。食用大豆能够提高记忆力，增加大脑皮层的兴奋和抑制功能。

★ 鸡蛋

鸡蛋含有丰富的优质蛋白，而且蛋黄中的脂肪以不饱和脂肪酸为主，蛋白质的氨基酸组成跟人体最为接近，很容易被人体吸收。鸡蛋中铁、磷以及维生素A、D、E和B族含量丰富。最重要的是，鸡蛋脂肪中含有丰富的卵磷脂。

其实，各种蛋类营养成分较为接近，只是个别微量元素有所差别。

★ 深海鱼

DHA主要存在于鱼肉中，在所有的鱼类中，海水鱼的DHA含量高于淡水鱼，深海鱼又高于浅海鱼类。海水鱼中金枪鱼的DHA含量最高。值得注意的是，DHA不一定都存在于鱼肉里，有些鱼油也含有丰富的DHA，例如鲑鱼、虹鳟、鳕鱼、墨鱼。

但是，深海鱼有可能含有过量的汞或者是生物链中的其他毒素，通常来说，鱼的体积越大，毒性也越高。在吃鱼时，尽量不要吃鱼的内脏。

### ★ 肝脏

肝脏是动物体内储存养料的重要器官，含有丰富的营养物质，其中含铁量丰富，维生素A的含量远远超过奶、蛋、肉、鱼等食品。动物肝脏中还含有维生素$B_2$及多种微量元素，能增强人体的免疫能力。动物肝脏还含有胆碱，对于提高记忆力非常有效。

同时，肝脏是人体排毒的器官，所以比较容易藏匿毒素，一定要新鲜时食用，在烹饪之前要置于水中浸泡一段时间，煮的时间可以稍长一点儿。

### ★ 核桃

核桃有"益智果"的美称，一直以来都被认为是补脑的佳品。核桃富含脂肪和蛋白质，脂肪里含有大量的亚油酸和亚麻酸，充足的亚油酸和亚麻酸能排除血管壁内的代谢垃圾，使血液净化，为大脑提供新鲜血液，从而提高大脑的生理功能；蛋白质中含有人体8种必需氨基酸中的赖氨酸，赖氨酸是健脑的重要物质，有助于提高宝宝的智力。核桃还含有丰富的维生素B和维生素E，也含有卵磷脂，这些都有利于增强大脑功能特别是记忆力。早晨和晚上各吃2～3个核桃就可以充分满足人体需求。

### ★ 金针菇

金针菇含有多种氨基酸和钙、铁、磷等微量元素、维生素等，其中赖氨酸的含量特别高，有加强记忆、促进智力发育的作用，是宝宝保健和开发智力的必需食品之一。此外，金针菇还能促进人体内的新陈代谢，有利于人体对食物中各种营养素的吸收和利用。不过对于脾胃虚寒的人，金针菇不宜吃得太多。

## 🍒 损伤宝宝智力的食品

**爱婴陈老师：**同时，很多平时常常接触到的食物是非常损害宝宝智力的，妈妈一定要注意，尽量不要给宝宝吃。

### ⭐ 爆米花

在制作爆米花的过程中，容易沾染到制作仪器中的铅，而铅是具有神经毒性的重金属元素，进入血液后，可引起机体代谢过程的障碍，损害神经系统，还可使中枢神经系统乙酰胆碱释放减少，从而造成宝宝智力低下。和爆米花类似食物是松花蛋，也容易将铅带入宝宝体内。万物相生相克，对于爆米花、松花蛋这类含"铅"食品，维生素C是它们的克星。维生素C能抑制人体对铅的吸收，因为它可以与铅结合生成难溶于水而无毒的盐类，随粪便排出体外。

### ⭐ 油条

油条是由天然明矾和小苏打混合后加入面粉中制成的，明矾含铝，所以油条中的含铝量较高。人体摄入过多的铝，会造成神经质传导阻滞，引起记忆力衰退、痴呆、智力发育障碍等症状，类似的食物是粉丝。而它们的克星也是维生素C，当然还有微量元素硒，硒主要存在于芦笋、蘑菇和蛋类中。

### ⭐ 煎炸食品

炸过的食物在经过放置之后，不久就会生成过氧脂质，过氧脂质进入人体后，会对人体内的酸系统以及维生素等元素产生极大的破坏作用，从而造成大脑早衰和痴呆。

类似的食物有熏制食品，如熏肉、烧鸭、烧鹅等。

★ 味精

味精的主要成分为谷氨酸钠，在消化过程中能分解出谷氨酸，一旦受热过高就会转变成一种抑制性神经递质。当宝宝吃了过量的味精后，容易导致体内缺锌。

宝宝的饮食习惯要从小养成，尽量保持体内的酸碱平衡，酸性食品是指含有在体内能形成酸的无机盐（如磷、硫和氯等），碱性食品指含有在体内能形成碱的无机盐（如钙、钠、钾和镁等）。通俗点说，酸性食物是鱼肉类及精食类，碱性食物则是水果及蔬菜类。要特别提醒的是，酸碱是指食物的性质而非味道。

莲宝妈妈：陈老师，你真是博学多才啊。

爱婴陈老师：为了我们宝宝的健康，当妈妈的当然不能掉以轻心，多查查资料，就能明白了。

🍒 金枪鱼土豆泥

意面妈妈：那我就把陈老师说的那些增强宝宝智力发育的食材再给大家介绍一下。可以用小米、大豆、核桃煮粥，或者压成粉蒸着吃。鸡蛋可以煮、蒸，只要不煎着吃就好。茶叶蛋、煎蛋都是没有什么营养的蛋。现在我

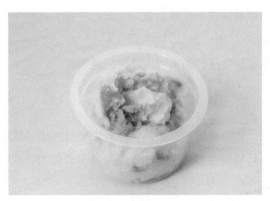

主要说说金枪鱼、肝和金针菇的食谱吧。

首先是金枪鱼土豆泥。

材料：金枪鱼罐头1罐，土豆2个，洋葱小半个，沙拉酱和盐。

制法：金枪鱼用手使劲攥，去掉水分，然后撕成小块。洋葱切碎，土豆去皮切片。土豆放蒸锅中蒸20分钟左右，用筷子戳一下能戳透就熟了。稍微晾凉之后，把土豆装到保鲜膜里封好口子，用擀面杖擀成泥，或者放到小碗里面用勺子压成泥。将压好的土豆泥放入大碗中，加入金枪鱼肉和洋葱，放入喜欢的沙拉酱、适量盐，然后充分搅拌均匀即可。

### 🍒 玉米番茄猪肝汤

意面妈妈：接着"出场"的是玉米番茄猪肝汤。材料：甜玉米一根，番茄两个，猪肝一小块，姜丝少许。

制法：将所有食材洗净。猪肝上如有筋膜要剪掉，切成薄片，放入清水中浸泡20分钟左右。玉米切成小段，砂锅中放半锅清水，放入玉米段和姜丝，大火煮开后，转小火煲10分钟后，将番茄切块放入锅中一起煲。把浸泡好的猪肝用流动水冲洗一遍，沥干，放料酒、少许盐和淀粉抓匀腌制。把腌制好的猪肝用筷子一片片夹起浸入汤中，最后加盐，关火。

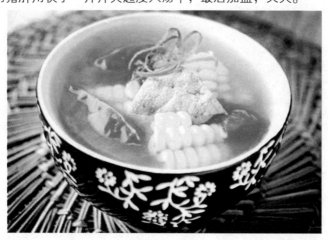

## 🍒 绿野鲜菇

意面妈妈：最后"出场"的是绿野鲜菇。材料有西兰花一棵、金针菇若干、胡萝卜一根。西兰花洗净沥干，切小朵，尾巴处去皮，切成丝。金针菇、胡萝卜洗净沥干，切丝。清水大半碗，加少许盐、生抽，再加一

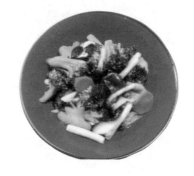

匙淀粉，搅匀成芡汁，备用。烧开一锅水，里面加一点盐和几滴生油，把小朵西兰花放进去焯熟，约1分钟即可，把金针菇也放进去焯熟，捞起沥干水分。锅烧热，放油，将胡萝卜丝和西兰花根部切成的丝放入锅中翻炒，加金针菇，并将刚才调好的芡汁倒入。将焯好的西兰花摆在盘子的周围，炒菜放在中间即可。

# 六、早点吃什么很重要

## 🍒 牛奶加鸡蛋不科学

珍妮妈妈：最近听说"牛奶加鸡蛋"的早餐不科学啊，是不是真的？

莲宝妈妈：是啊，报纸上有讲过，很多家庭早餐都是"豆浆油条"，要么就是"牛奶面包"或者加个鸡蛋，这都是不合理的。

爱婴陈老师：牛奶和鸡蛋提供的优质蛋白主要是供给身体结构的，而主食比如馒头、米饭富含的碳水化合物才是提供能量的，对于脑细胞来说，充足的碳水化合物才能补充其运转的能量。所以，早餐均衡会使宝宝更聪明。人的热能主要来自糖类、蛋白质和脂肪。而糖类却是脑神经组织活动的唯一能量物质，且储存量极少，所以在脑力活动较多的时候，只要保证充足的糖类食品，就是给予大脑足够的活动动力。所以，早餐时主食一定不能缺，可适当做到"干稀搭配"。早餐进食能量充足、配比均衡的小朋友，在数字运用、创造力、想象力及身体素质等方面，都要优于早餐质量差的小朋友。

## 🍒 什么样的早餐才有营养

爱婴陈老师：首先，小朋友每天必须吃早餐。一顿营养均衡的早餐就能满足宝宝所需的30%的能量，作为宝妈的我们一定要重视早餐对宝宝的重要性，必须坚持每天吃早餐。如果早上营养摄取不够，对宝宝的健康成长极为不利。

其次，营养早餐种类要丰富。一顿营养早餐应该包括4种以上的食物，不仅要有碳水化合物、蛋白质、脂肪，还需要维生素和矿物质。早餐种类少，结构不合理不仅影响健康和发育，还可能造成记忆力减退、肥胖、肠胃疾病等问题。

第三，要注意添加蔬菜和水果。宝宝的早餐通常没有水果和蔬菜，但是它们恰恰是维生素C、膳食纤维的主要来源。补充维生素C、膳食纤维等营养素能帮助小朋友减少肥胖问题，促进消化，防止便秘，让宝宝更有活力。

第四，延长早餐就餐时间。细嚼慢咽的早餐习惯更有助于营养的吸收。

珍妮妈妈：是啊，以后再也不让珍妮早上随便吃了。有时候她不想吃，就喝一杯奶，剩下就什么也不吃了，看来这样不行。她已经两岁半了，开始吃饭了，奶粉已经不能供给她主要能量了。听说咱群里面有一个名厨，能不能告诉我几款营养早餐啊？

### 🍒 美味蛋包饭

意面妈妈：说我啊？我怎么突然就名声在外了呢？营养早餐时间，美味蛋包饭"出场"。

食材：米饭，鸡肉，胡萝卜，豌豆粒，洋葱，两个鸡蛋。

制法：把鸡肉、胡萝卜切小丁，豌豆粒洗净。鸡蛋搅匀备用。锅里放油，放入洋葱煸炒出香味，

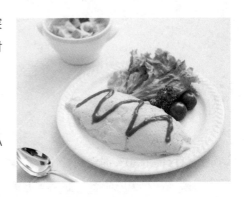

放入鸡肉、胡萝卜、豌豆粒翻炒。加入米饭翻炒。加入适量盐调味。倒入蛋液，转动锅，使蛋液摊成圆形，要小火。蛋饼基本成型后，将炒饭放到蛋饼中间，根据炒饭的量用铲子将蛋饼折叠包住炒饭，翻个，关火，用铲子盛出来。搭配一碗小米粥和一份水果。不错吧？

阳光育婴王老师：不错！豌豆蛋白质含量丰富，包括人体所必需的各种氨基酸，经常食用能促进生长发育，尤其适合小朋友食用。但是也不能多吃，吃多了会肚子胀。


### 🍒 红豆沙金丝饼

意面妈妈：再说一个红豆沙金丝饼。

食材：准备面粉、红豆沙、食用油。先把面和好，揉匀，擀成薄片。切成

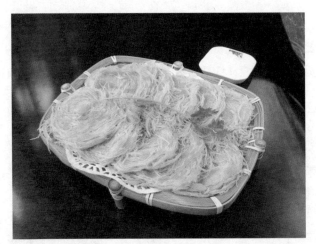

1厘米左右的长条。在长条上均匀地刷上油，长条一起捋起来抻长。分段，每段20厘米长。再抻长，每段由20厘米抻到60厘米左右。从两端分别卷起，在一边放上豆沙，将另一边放到上面盖住，轻轻按下。再放到油里煎，煎成金黄色即可。搭配果蔬沙拉、杂粮粥。

　　*阳光育儿王老师*：红豆可以利尿、通便，增强人体免疫力。不知道意面妈妈会不会自己做豆沙啊？

## 🍒 自己做红豆沙

　　*意面妈妈*：会的，自己做得比买来的好。

　　先把小红豆洗净后放入清水中浸泡两个小时以上，这样豆子容易煮烂。锅中加水，煮豆子即可。想要快些的话就用高压锅。煮烂以后，别关火，继续用小火煮，用木铲搅拌，同时将红豆碾碎。碾碎后，适量加入冰糖或者白糖。加适量食用油搅拌至水分蒸干。有人喜欢吃细腻一些的就将红豆皮去掉，其实我觉得没有必要，红豆皮中含有膳食纤维，对人体也是有帮助的。

### 🍒 虾仁馄饨

意面妈妈：再来个虾仁馄饨吧。

材料就是虾仁、鸡蛋、猪肉馅、胡萝卜、青菜、葱姜和面粉。

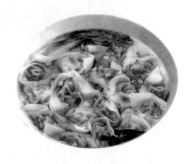

制法：先将面粉用温水和好，发酵一会儿。同时做馅，虾仁去泥肠，焯水控干剁碎，加猪肉馅、剁碎的胡萝卜、适量的葱姜、盐、油来调馅。面团用擀面杖擀成厚薄均匀的薄片，厚约0.1厘米，切成边长约10厘米的三角形或底边10厘米的梯形，即为馄饨皮。接下来就是包馄饨，包好后放到沸水中煮，加青菜，并打散一个蛋花在里面。营养丰富！

# 七、我家的点心有营养

## 🍒 调整宝宝的饮食习惯

糯米妈妈：我家糯米两岁零两个月了，除了喝奶，只吃饼干，其他的东西都不好好吃。不知道有什么好办法可以解决吗？

石头妈妈：只吃饼干怎么能有营养呢？她小时候是不是就这样啊？

糯米妈妈：小时候也没怎么要她吃辅食，她想吃就吃，不想吃就算了。她小时候吃的就比较少，而且有些挑剔，那时候以为喝足奶就没什么问题了，但现在孩子发育较慢，才觉得是有问题。

爱婴陈老师：宝宝在该添加辅食的时候，没有给宝宝添加合理的辅食就可能造成宝宝长大之后依然不好好吃饭，所以现在要及时调整宝宝的饮食习惯。先尝试将孩子的吃奶时间调到早中晚三次，上下午各加一次水果，尽量不要给她吃饼干等零食。坚持一段时间，孩子的消化液分泌就会逐渐形成规律，饥饿感明显会使孩子容易接受奶类以外的其他食物，这样慢慢调整就会逐渐好转。注意白天不能随时满足宝宝喝奶的要求，否则孩子一饿了就会首先选择喝奶，影响吃其他食物。

糯米妈妈：谢谢老师，我一定试一下。

澄宝妈妈：其实小朋友都是懂事的，我们可以告诉他只有按时吃饭才能"长身体"啊。如果他吃饭了就鼓励他，哪怕少吃一点儿，只要是进步，就应该表扬。

意面妈妈：将饭做得丰盛一些，颜色鲜明、好看，宝宝很容易被吸引。

糯米妈妈：太好了，谢谢。

意面妈妈：当然，我们也可以自己做些小点心给宝宝吃，总比买回来的放心，且营养好。饭菜的食谱我讲过不少，点心食谱就没有讲过了。我再给你说几个。

糯米妈妈：好的，我一定好好学习一下。

## 🍒 红枣核桃饼干

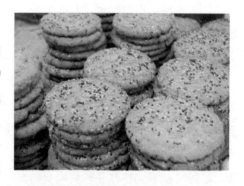

材料：低筋面粉170克，无盐黄油65克，核桃80克，红糖50克，红枣10克，全蛋液30克，泡打粉半勺。

制法：这个要说的精细一些，因为说实话我们做中餐还都能轻松上手，做点心还是相对难一些。首先将无盐奶油软化后，加入红糖，搅拌均匀，分几次加入蛋液，用打蛋器快速打开，确保均匀，奶油呈糊状。接着将面粉与泡打粉一同筛入，稍稍搅拌，并加入切碎的核桃粒和去核的红枣碎。用手抓成均匀的面团，再将面团放在保鲜膜上，捏成4厘米×4厘米的方体，用保鲜膜包好，冷藏3小时或者冷冻1小时凝固定型，定型后切成1厘米厚的片状，放入刷过油的烤盘，把烤箱调到170℃预热，放入中层约25分钟左右，熄火后利用余温焖10分钟即可，这样可以使饼干更酥脆。这款饼干可以起到健脑、补血的功效，不错哦。

## 🍒 白菜饼干

意面妈妈：再说一个——白菜饼干。

材料：面粉250克、白菜叶50克、食用油130克、鸡蛋1个、盐3克、小苏打1克。

制法：就是把食用油放入容器中，搅拌一会儿，放入鸡蛋和切碎的白菜叶，将食用油、鸡蛋、菜叶搅拌均匀，再把盐、小苏打与面粉拌匀后，筛入容器中搅拌均匀。和面，将面团放入保鲜袋中发酵20分钟。取同等量的面团揉成小球，压扁，放入烤盘中。烤箱预热，在180℃下烤15分钟左右即可。百菜不如白菜，让宝宝吃点白菜吧。

## 🍒 肉松寿司

意面妈妈：第三个是肉松寿司。

材料：寿司海苔几张，胡萝卜，黄瓜，熟米饭，鸡蛋，蟹肉棒，肉松，香肠，苹果醋。

制法：熟米饭中加入一勺苹果醋，拌匀。黄瓜、胡萝卜切成条，用一点盐和醋腌制一下。鸡蛋入锅煎成蛋皮切成条，蟹棒、香肠也切成条。寿司帘上铺一张海苔。在海苔上铺拌好的米饭，铺满后，用勺子压平，这样更容易卷起。放几条黄瓜、胡萝卜、蛋皮、蟹棒、火腿，最后放上肉松。别贪心，放太多的馅，会卷不上的。借用帘子的力量开始

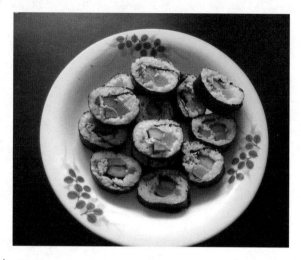

往前卷。卷好后，用刀切成两厘米左右的段儿即可。

阳光育儿王老师：这里我着重说一下苹果醋和海苔。苹果醋富含多种矿物质及酵素，其酸性成分能疏通软化血管，杀灭病菌，增强人体的免疫和抗病毒能力，改善消化系统，清洁消化道，有助于排出关节、血管及内脏器官的毒素，调节内分泌，具有明显降低血脂和排毒保健的功效。吃海苔可以补钙。加了各种食材的寿司营养还是比较均衡的。

🍒 自己做肉松

澄宝妈妈：肉松你会不会自己做啊，意面妈妈？

意面妈妈：会的，肉松看上去制法复杂，其实原材料很简单，主材是猪肉，最好用去皮猪后腿肉，500克就差不多了，再准备葱段、姜片、大料、料酒15毫升、白糖10克、咖喱粉20克、生抽20毫升、盐5克。做法也很简单，将猪后腿肉洗净，去除所有肥肉和筋膜，仅保留瘦肉部分。锅中加水，放入肉，加入2节葱段、2片姜片、几粒大料。大火煮沸后，转小火煮3小时，用筷子可以轻松扎透即可。煮的过程中会出现泡沫，用勺子撇出。肉煮好后捞出沥干水分，将肉掰成小块，煮烂了，用手就能掰了。然后再把小块撕成细丝，尽量使每一根粗细均匀。然后立刻将撕好的肉丝进行炒制，否则会被风干的。锅中倒入一勺油，然后将肉丝均匀地铺在锅中，将火调至最小，加入盐、生抽、料酒、白糖和咖喱粉，不断翻炒，肉丝中的水分会慢慢蒸发掉，不停翻炒约30分钟，肉丝越来越干并蓬松，颜色金黄即可。炒好的肉松要趁热摊开晾凉，摊开面积越大越好，不要使肉松堆积，彻底晾凉后即可装瓶密封，要放在干燥通风的地方，不能受潮，也不能放入冰箱保存。每次取用时，要用干燥的筷子，不能带入水汽。

# 八、"苦夏"不苦

## 缓解孩子的厌食情绪

博涵妈妈：天气热了，孩子夏天不喜欢吃饭怎么办呢？也难怪，连大人在夏天都食欲消退，孩子也是一样。

莲宝妈妈：是啊，天气热，尤其像南方潮湿的气候就更热了。以前我也认为季节性食欲消退没有办法减缓，但是其实还是有办法缓解孩子的厌食情绪的。

不要让孩子喝冷饮。白开水是最好的饮品。冷饮吃得过多会冲淡胃液，并刺激胃肠道，使蠕动亢进，缩短食物在消化道内的停留时间，从而影响营养的吸收。而且，多数饮料含糖分较高，会降低宝宝的食欲。如果孩子实在不爱喝白开水，可以给他做一点儿绿豆汤，一定不要让孩子常喝买来的冰镇饮料，也不要吃冰棍。绿豆汤、酸梅汤、西瓜汁都可以消暑，夏天有很多新鲜的水果蔬菜，多给孩子吃水果很有益处。

## 🍒 温热的水果少给宝宝吃

莫奇妈妈：莲宝妈妈说得对，但是有一点大家要注意，温热的水果少给宝宝吃。比如荔枝，宝宝吃了很容易上火，记得电视剧里说过："荔枝最多只能吃6颗，吃多了要流鼻血的。"说得夸张了一点，但是确实不能多吃荔枝、李子之类的水果。

意面妈妈：蔬菜水果沙拉是好选择，很好做：把水果蔬菜洗净，放在盘子里，沙拉酱不用也罢，放点儿酸奶是更好的选择。这道菜色彩鲜艳，孩子喜欢。

石头妈妈：夏天一般都是以清淡饮食为主，但是宝宝正是在生长旺盛期，对营养的需求量很大，光吃蔬菜水果怕是跟不上孩子的生长发育的。鸡蛋、豆制品、肉、鱼，一样都不能少。这些可以保证孩子的蛋白质供给。对了，你家宝宝多大了？

博涵妈妈：2岁了。

石头妈妈：意面妈妈，你大显身手的时候到了。

意面妈妈：OK，再来3款适合2岁宝宝夏天吃的私房菜。

### 🍒 蛋饼鸡丝卷

意面妈妈：在面粉里面加一个鸡蛋，加清水，调稀，用筷子蘸起来会慢慢往下滴的状态即可。再加入盐和芝麻，用筷子或者打蛋器沿着一个方向搅拌均匀，注意里面不要有面疙瘩。平底锅内放少许油，用勺子取一勺面糊倒到平底锅中，立刻拿起锅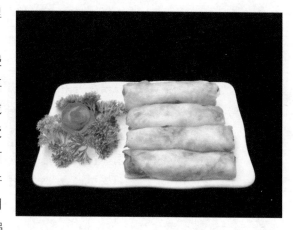一转，面糊就铺满了整个锅底。一定要用小火，大火会让面皮变糊。尝试一下，看看面饼是不是可以晃动了，如果可以，就用铲子从底下将面饼翻过来，待到这一面也可以晃动了，稍等一下，就可以出锅了。

蛋饼皮做好了，现在做里面的馅——橘皮莴笋炒鸡丝。用刀去掉橘皮里面白色的绒，切成细丝。橘皮主要是提味的，不用放太多。莴笋也切成细丝放到盘中。炒锅中倒入花生油加热，放鸡丝翻炒至变色。加入莴笋丝和橘皮丝，翻炒。最后加盐调味即可。

最后开始"组装"，将蛋饼平铺在盘子中，将炒好的莴笋鸡丝放到蛋饼皮上面，卷成鸡蛋卷。

这道菜色泽诱人，口味鲜香，营养丰富，深受众多宝宝的青睐。

阳光育儿王老师：莴笋味道清新且略带苦味，可刺激消化酶分泌，增进食欲。它包含的乳状浆液，可以增强胃液、消化腺和胆汁的分泌，从而促进各消化器官的功能。莴笋中的钾含量大大高于钠含量，有利于保持体内的水电解质平衡，促进排尿。莴笋还含有多种维生素和矿物质，具有调节神经系统功能的作用。另外莴笋中含有大量的可吸收性铁元素，对治疗和预防缺铁性贫血十分有利，其内饱含大量植物纤维素，能促进肠壁蠕动，通利消化道，帮助大便排泄。

莫奇妈妈：值得注意的就是莴笋中的某种物质对视神经有刺激作用，古书记载莴笋多食使人目糊，停食数天，则能自行恢复，故视力弱者不宜多食，有眼疾特别是夜盲症的人也应少食。

阳光育儿王老师：说完莴笋再说橘皮。虽说橘皮在这道菜中主要起提味的作用，但是我们千万不能小看了橘皮，它的营养十分丰富。橘皮中富含维生素$B_1$、维生素C、维生素P等物质，大家一定想不到，橘皮中含有的维生素C远高于果肉哦。

莫奇妈妈：橘皮性温味苦，有理气调中、润燥、化痰之功效。可以治疗胸腹胀满、不思饮食、呕吐哕逆、咳嗽痰多等病症。

阳光育儿王老师：鸡肉和牛肉、猪肉相比，所含的蛋白质较高，脂肪含量较低。鸡肉中富含的氨基酸种类多，而且消化率高，很容易被人体吸收利用，有增强体力、强壮身体的作用。同时，鸡肉中含有对人体生长发育有重要作用的磷脂类。鸡肉对营养不良、畏寒怕冷、乏力疲劳、贫血、虚弱等症有很好的食疗作用。鸡肉也是磷、铁、铜与锌的良好来源，并且富含维生素$B_{12}$、维生素$B_6$、维生素A、维生素D、维生素K等微量元素。

莫奇妈妈：中医认为，鸡肉有温中益气、补虚填精、健脾胃、活血脉、强筋骨的功效。

## 🍒 宝宝该吃鸡的哪个部位

澄宝妈妈：以前在报纸上看到过，鸡肉的不同部位所含的营养物质也有一些差别。比如鸡肉的蛋白质含量根据部位、带皮和不带皮是有差别的，从高到低的大致排列顺序为去皮的鸡肉、胸脯肉、大腿肉。而且鸡胸脯肉中含有较多的B族维生素，具有缓解疲劳、保护皮肤的作用。大腿肉中就含有较多的铁质，可改善缺铁性贫血。翅膀肉中含有丰富的骨胶原蛋白，具有强化血管、肌肉、肌腱的功能。大家可以各取所需。

## 🍒 多汁翡翠卷

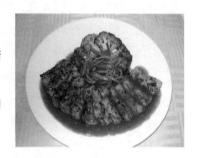

意面妈妈：下面说第二道菜——多汁翡翠卷。

食材：圆白菜，蘑菇，木耳，猪肉馅，葱，姜，盐，生抽。

制法：先将圆白菜剥下完整的4片来，再随便剥下三四片，同放到热水中焯。取出那4片完整的圆白菜叶待用，将圆白菜和泡好的木耳、蘑菇切碎，放到肉馅中，加入切碎的葱姜，再倒入生抽和香油，加盐调味。沿着一个方向用筷子调成类似于饺子馅的馅料，将馅料捏成长条状放到焯好的圆白菜皮中，卷好。上锅蒸15分钟左右。出锅后用刀切成3厘米左右的段儿，当然大小可以依照各自宝宝的喜好。

下面有请阳光育儿的王老师来讲一下食材的营养价值吧。

阳光育儿王老师：那我就来说一下。圆白菜中含有丰富的维生素C、维生素E、β－胡萝卜素等，总的维生素含量比番茄多出3倍，因此具有很强的抗氧化作用及抗衰老的功效。圆白菜富含叶酸，生长发育时期的儿童、青少年应该多吃。圆白菜还含有丰富的异硫氰酸丙酯衍生体，能杀死人体内导致白血病的异常细胞。同时，圆白菜富含维生素U，维生素U对溃疡有很好的治疗作用，能加速溃疡的愈合。圆白菜中含有丰富的有抗癌作用的吲哚类化合物，而更神奇的是圆白菜中含有丰富的萝卜硫素。这种物质能刺激人体细胞产生对身体有益的酶，进而形成一层对抗外来致癌物侵蚀的保护膜。萝卜硫素是迄今为止所发现的蔬菜中含有的最强的抗癌成分。

蘑菇和木耳同属于食用菌类。蘑菇含有丰富的蛋白质、钙、磷、铁、维生素C等成分，有提高人体免疫力、止咳化痰、抗癌等功效。另外，蘑菇中含有人体很难消化的粗纤维、半粗纤维和木质素，可保持肠内水分，并吸收余下的胆固醇、糖分，将其排出体外，可以起到通便排毒的作用。

黑木耳富含蛋白质、钙、磷、铁，还含有维生素$B_1$、维生素$B_2$、胡萝卜素、烟酸等多种维生素和无机盐、磷脂、植物固醇等成分。其中，黑木耳的含铁量是芹菜的20倍、猪肝的7倍，是一种非常好的天然补血食品，而且含钙量相当于鲫鱼的7倍。同时，黑木耳中含有丰富的纤维素和一种特殊的植物胶质，能促进胃肠蠕动，促使肠道脂肪食物的排泄，有通便排毒的作用。黑木耳中的胶质，有润肺和清涤胃肠的作用，可吸附残留在消化道中的杂质、废物并排出体外。

猪肉的蛋白质为完全蛋白质，含有人体必需的各种氨基酸，并且必需氨基酸的构成比例接近人体需要，因此易被人体充分利用，营养价值高，属于优质蛋白质。猪肉的营养非常全面，除了蛋白质、脂肪等主要营养成分外，还含有钙、磷、铁、硫胺素、核黄素和烟酸等成分。猪瘦肉中还含有血红蛋白，可以起到补铁的作用，能够预防贫血。肉中的血红蛋白比植物中的血红蛋白更好吸收。因此，吃瘦肉补铁的效果要比吃蔬菜好。猪肉属酸性食物，圆白菜、木耳、蘑菇都属于碱性食物，搭配在一起可以保持膳食酸碱平衡。

莫奇妈妈：卷心菜性平味甘，有补髓、利关节、壮筋骨、利五脏、调六腑、清热止痛等功效。蘑菇性平味甘，有益神开胃、化痰理气之功效。主治精神不振、食欲大减、痰核凝聚、上呕下泻、尿浊不禁等症。

黑木耳营养极为丰富，为古代帝王独享之佳品，有"素中之荤"的美誉。黑木耳具有益智健脑、滋养强壮、补血治血、滋阴润燥、养胃通便、清肺益气、镇静止痛等功效。李时珍在《本草纲目》中说木耳有"益气不饥，轻身强志"之功效。

猪肉性平味甘，有润肠胃、生津液、补肾气、解热毒的功效，主治热病伤津、消渴赢瘦、肾虚体弱、产后血虚、燥咳、便秘、补虚、滋阴、润燥、滋肝阴、润肌肤、利小便和止消渴。

🍒 三色聚鲜水饺

意面妈妈：第三道私房菜，三色聚鲜水饺。

食材：面粉，胡萝卜，小白菜，紫甘蓝，三文鱼，虾仁，猪肉馅，葱花。

制法：将蔬菜洗净，分别放到搅拌机中绞碎，碎菜备用，汁水用来和面。那么就会出现三种颜色的面团。胡萝卜水揉出的是橘红色面团，小白菜的是绿色，紫甘蓝的是紫色。然后将猪肉馅、剁碎的三文鱼、虾仁，和碎菜一起调和成馅。用彩色皮包起来，下锅煮即可。

阳光育儿王老师：紫甘蓝营养丰富，尤其含有丰富的维生素C和较多的

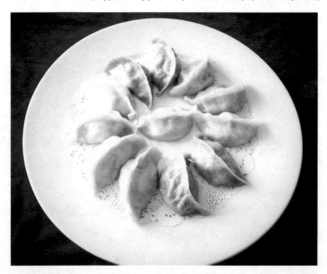

维生素E、维生素B族、维生素U、胡萝卜素、钙、锰、钼以及纤维素。同时，紫甘蓝能够给人体提供非常重要的抗氧化剂，即维生素E与维生素A的前身物质（β-胡萝卜），这些抗氧化成分能够保护身体免受自由基的损伤，同时还能帮助细胞的更新。在平时适量地多吃甘蓝，还能够起到强身健

体、增强机体活力的功效。

三文鱼具有很高的营养价值，享有"水中珍品"的美誉。三文鱼中含有丰富的不饱和脂肪酸，能有效降低血脂和血胆固醇，防治心血管疾病。其所含的Ω-3脂肪酸更是脑部、视网膜及神经系统必不可少的物质，可以益智明目。

虾仁的营养也很丰富，所含的蛋白质是鱼、蛋、奶的几倍到几十倍；还含有丰富的钾、碘、镁、磷、钙等矿物质及维生素A、氨茶碱等成分，且其肉质松软，易消化，适合小朋友食用。虾中含有丰富的镁，镁对心脏活动具有重要的调节作用，能很好地保护心血管系统。

# 九、自己做饮料，过个凉爽夏天

哒哒妈妈：哒哒特别喜欢喝饮料，夏天很热，虽然外面卖的饮料喝多了不好，但是不让他喝的话，他就又哭又闹。不知道意面妈妈能不能说几个自己能做的饮料，简单方便又有营养的，我就可以在家里给他做了。

意面妈妈：饮料啊，没问题。我说几个。

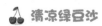 清凉绿豆沙

意面妈妈：取绿豆和水，比例为1∶8，以及冰糖、桂花适量。做法就是将绿豆清洗干净，以1份绿豆和8份水的比例，用大火煮开。煮至绿豆开花，豆皮浮起。将豆皮捞出。尽量将绿豆煮烂，然后关火，用滤网将煮熟的绿豆捞出，绿豆汤待用。用勺子背把绿豆压成豆泥。再将豆泥放回绿豆汤中再稍煮片刻，加入冰糖，煮成均匀、糊状的豆沙即可。晾凉后可放少许桂花或蜂蜜调味。

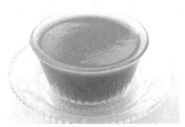

## 🍒 桂花酸梅汤

意面妈妈：取乌梅10粒，山楂干若干，桂花、冰糖适量。将乌梅、山楂干用清水冲洗干净，放入碗中用水泡30分钟。往砂锅中倒入水，放入泡好的乌梅和山楂，大火煮开后，小火煮30分钟。最后倒入桂花和冰糖，融化即可关火。晾凉后过滤掉渣子即可。需要注意的是乌梅、山楂干要去中药店买，千万不要买超市里的。酸梅汤具有良好的解暑功效。

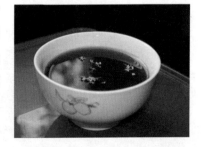

## 🍒 果粒橙

意面妈妈：材料是甜橙3个、凉白开水适量。先取2个甜橙，洗净切块。另外1个甜橙，用小勺轻轻取出果粒。切块的甜橙，剥掉果皮，倒入榨汁机内打成果汁。将橙汁倒入水杯，加入适量凉白开水。将果粒倒入果汁中搅匀即可。喝前别忘了摇一摇。橙子里面的维生素C很多。

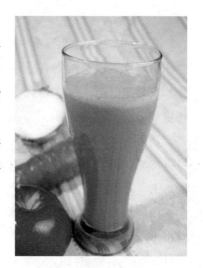

# 十、果酱、沙拉酱、苹果醋都能自己做

澄宝妈妈：果酱什么的是不是都要买，自己做行不行啊？

意面妈妈：自己做没问题的。不仅果酱，平时常用的那些沙拉酱也能自己做。

澄宝妈妈：那来说说喽。

 草莓酱

意面妈妈：我先说草莓酱的制作方法。要准备的材料就是新鲜草莓300克、白糖60克、柠檬半个。把草莓洗净，摘去蒂，然后对半切开，加入白糖搅拌均匀，腌制20分钟。把腌制后的草莓倒入锅里，挤入半个柠檬的柠檬汁，用小火慢慢煮出果肉汁，边煮边搅拌。最

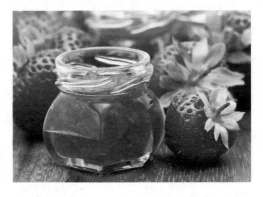

好用电磁炉，调成恒温，避免糊锅。然后中火煮一会，让果肉中的水分快速蒸发掉，再转小火煮至果酱成浓稠状后即可。之后要取玻璃密封瓶一个，放入锅里用沸水煮开5分钟，关火，夹出玻璃瓶，将瓶子倒扣，沥干水后即可储存果酱。

## 🍒 苹果醋

意面妈妈：下面说苹果醋。

材料有苹果、米醋、冰糖。做法也很简单，将苹果洗净，擦干表面上的水分，再切成小片。准备一个可以密封的玻璃瓶子，最好是肚大口小的，在瓶子底部铺上一些冰糖，将苹果片一层层码入，表面再撒上冰糖，倒入米醋，醋要完全没过苹果片。在瓶口蒙上一层保鲜膜，再拧上盖子，

置阴凉干燥处放置3个月以上。当醋呈金黄色的时候，就说明泡好了，将苹果块捞起不用，再用干净的纱布或滤纸将果醋过滤。经过长时间的浸泡，醋里面会有很细小的果肉悬浮物，所以先过滤再装瓶，果醋看起来会更清澈透亮。盛放的玻璃瓶子一样要沸水消毒，这样保存时间可以长一些，将果醋装入瓶子中，蒙上保鲜膜，拧好盖子即可。

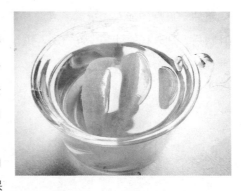

### 🍒 沙拉酱

意面妈妈：最后说做沙拉酱吧。

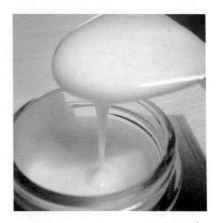

沙拉酱是油类与鸡蛋黄经充分搅拌后，发生乳化作用而成的。所以做沙拉酱我们要准备蛋黄1个、植物油300克、白醋30克、糖30克、柠檬半个、盐3克。鸡蛋取蛋黄放入碗里，用打蛋器朝着一个方向搅打，打到蛋黄的体积膨胀，颜色变浅，呈浓稠状。倒入少许植物油，一定要少许的倒入，不能一次贪多。如果倒得过多会使蛋油分离。加少量油后，继续搅拌。

随着油一点点的加入，蛋黄不但没有变稀，反而会变得越来越浓稠。黏稠成膏状后，加入柠檬汁和少许白醋，继续朝一个方向搅打，待颜色由黄变为白色，并稀了一些，就做成功了。

# 十一、不是所有的水果宝宝都能吃

*爱婴陈老师*：水果是宝宝饮食中不可缺少的食物，但并不是所有的水果都适合宝宝吃。有些水果也会伤害宝宝的。

## 🍒 怎么吃菠萝

*爱婴陈老师*：菠萝又叫"凤梨"，营养丰富，含有大量果糖和葡萄糖，几乎含有人体需要的所有维生素和大部分矿物质，味道鲜美，香甜多汁。具有清热解暑、生津止渴、开胃消食、祛湿利尿之功效。是医食俱佳的时令水果，因此深受宝宝及宝宝妈妈的喜爱。

菠萝好处虽多，但菠萝里有三种不好的成分，可能给宝宝带来麻烦。

第一，菠萝中含有多种"生物苷"，对人的皮肤、口腔黏膜有一定刺激性。所以吃了未经处理的生菠萝后口腔觉得发痒。

第二，菠萝中的"5－羟色胺"是一种含氨的神经递质，具有强烈的使血管和平滑肌收缩、使血压升高的作用，其结果表现为头痛。每100克果汁中含5－羟色胺2.5～3.5毫克。

第三，菠萝中含有"菠萝蛋白酶"，它是一种蛋白质水解酶。提炼出来以后有很强的分解纤维蛋白和血凝块的作用，是一种医疗用药。菠萝中的少量菠萝蛋白酶吃到胃里后就被胃液分解破坏。但是有少数人对这种酶有过敏反应，多属于"速发型"变态反应，吃后15～60分钟左右出现腹痛、恶心、呕吐、荨麻疹（俗称风疹块）、头痛、头晕等症状。严重的还会发生呼吸困难及休克。

当然，这不代表菠萝就不能吃了，而是不要直接吃，需要一些健康的吃法。

第一，菠萝去皮和果丁后，切成片或块，放在开水里煮一下再吃。菠萝蛋白酶在45℃～50℃就开始变性，到100℃时90％以上都被破坏；苷类也同时可被破坏消除；5－羟色胺则溶于水中。经煮沸后口味也得到改善。

第二，如果为了保持菠萝的生鲜口味，可以把切成片或块的菠萝放在盐水（一般烧菜的咸度）里浸泡30分钟左右，再用凉开水浸洗去咸味，也同样可以达到脱敏的作用。

第三，初次吃的宝宝只吃饼干大小的一块，如果无异常，下次可适当加量。

第四，每次吃菠萝不可过多，过量食用对肠胃有害。

## 🍒 健康吃荔枝

爱婴陈老师：荔枝果肉除含丰富的果糖，还含有蛋白质、脂肪、维生素C、柠檬酸、果胶、磷和铁等。荔枝对补血健肺有特殊的功效，对血液循环有促进作用。所以荔枝可当做食疗佳品以滋补身体。

过量进食荔枝可以引发"荔枝病"。主要表现为"低血糖"，因为果糖进入人体后大部分通过肝脏进行代谢，仅小量由肾小管和小肠代谢。果糖在肝脏中经过三种酶催化，大约50％转化为葡萄糖吸收，其余的则生成糖原、丙酮酸、三酸甘油酯和脂肪等。但是短时间暴食荔枝后，肝脏不能迅速大量地产生以上的三种酶将大量果糖转化为葡萄糖吸收，因此血液中果糖浓度明显升高，并从尿中排出体外。经过一夜的代谢，血液中的葡萄糖浓度下降，因此出现低血糖症状。这种状况多发生在清晨，症状为大量出虚汗、口渴、恶心、头晕、眼花、面色苍白、四肢冰凉、乏力；严重的出现昏迷、抽搐、脉搏细速，如果得不到及时抢救，可能发生休克，甚至可危及生命。

下面说说荔枝的健康吃法：

第一，食荔枝要节制，不要过量食用；

第二，食用荔枝最好在饭后，不能用荔枝代替正常的饭菜。

## 🍒 吃杏的学问

爱婴陈老师：从营养学角度来说，杏的钙、磷、铁、蛋白质含量在水果中都是较高的，并含有较多的抗癌物质。每百克中含胡萝卜素约1.79毫克，为苹果的22倍；含维生素C约7毫克，仅次于枣和柑橘。

中医认为，杏属于热性食物，有小毒，吃多了会伤及筋骨，引起旧病复发。一次性食杏过多，还能引起邪火上升，使人流鼻血、生眼疾、烂口舌，还可能引起生疮长疖、拉肚子。现代营养学则强调，鲜杏里较强的酸性会使胃里的酸液激增，引起胃病。此外杏的酸味使人"牙倒"，对牙齿不利，强酸味对钙质有破坏作用，对宝宝骨骼发育有可能造成影响。

下面说说杏的健康吃法：

第一，需要注意的是，杏中酸含量较高，吃多了容易对肠胃产生刺激，因此每天在饭后吃2~3个就足够了，不可贪多；

第二，宝宝一天食杏不要超过5个。

## 🍒 吃芒果的注意事项

爱婴陈老师：芒果集热带水果精华于一身，被誉为"热带水果之王"。芒果营养价值颇高，蛋白质、糖分、维生素C、胡萝卜素含量特别高，有益于宝宝视力发育。

芒果中还含有一种叫芒果苷的物质，有明显的抗脂质过氧化和保护脑神经元的作用，能延缓细胞衰老，提高脑功能。中医认为芒果有益胃、止呕、止晕的功效。

但是由于芒果中含有的果酸、氨基酸、各种蛋白质等刺激性物质比较多，还含有单羟基苯和醛酸等物质，对皮肤黏膜有很大的刺激作用。对芒果过敏一般发生在接触到芒果而未及时清洗的部位，比如面部皮疹、口唇红肿、口周发痒，伴有嘴唇、舌、咽部灼热感、发麻等过敏现象，甚至四肢出现皮疹，其痒难忍，相当痛苦。而宝宝的皮肤都很薄、很嫩，特别容易受到刺激，如果处理不当将会出现水泡和糜烂。

有哮喘、过敏史的儿童，吃了芒果极易诱发旧病。

下面谈谈芒果的健康吃法：

第一，过敏体质的孩子不适宜吃芒果；

第二，吃芒果时，最好将果肉切成小块，直接送入口中，避免接触面部皮肤；

第三，吃完芒果后，应漱口、洗脸，以避免果汁残留。

## 🍒 桑葚营养价值高

爱婴陈老师：桑葚的营养丰富，含有大量葡萄糖、果糖、多种维生素和矿物质钙、磷、铁、锌、铜以及柠檬酸、苹果酸、鞣酸、果胶和珍贵的"花青素"等营养物质。花青素是强抗氧化剂，能够加速视网膜上"视紫质"再生的能力，从而改善视觉的敏锐度和预防夜盲症。中医认为桑葚具有生津止渴、养心益智、补血滋阴、润肠燥的功效。所以桑葚是既可入食也可入药的水果佳品。

但是，桑葚含有大量的胰蛋白酶抑制物，可抑制肠道内的多种消化酶，致使肠道的消化酶不能破坏C型产气荚膜杆菌B毒素而引起出血性肠炎。

大量进食桑葚后出现面色青灰、口唇干燥、皮疹、咽喉肿胀，胸闷烦躁、恶心、呕吐、腹痛、腹泻、腹胀、大便呈果酱样、四肢发凉，严重时因出血性肠炎导致血压下降、脱水、休克危及生命。

下面谈谈桑葚的健康吃法：

第一，要限制进食桑葚的数量，桑葚只能作为正餐外的补充；

第二，如果宝宝非常喜欢吃，可以一天中分几次吃；

第三，出现剧烈腹痛、腹泻，特别是有血性便者要及时到医院诊治。

意面妈妈：借机说几个水果菜吧。刚刚陈老师讲到了菠萝，我分享一道菠萝菜。

### 🍒 酸甜炒菠萝

意面妈妈：这道菜叫酸甜炒菠萝。

食材：菠萝，木耳，枸杞，淀粉。

制法：菠萝切块。木耳，枸杞温水泡好。木耳撕碎，枸杞沥干水分，待用。锅加热，放入食用油，然后

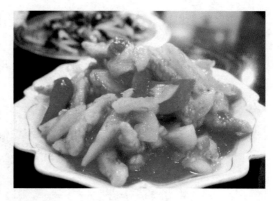

把菠萝和木耳放进去翻炒。稍后把枸杞放进去再炒几下，添少许清水煮片刻，加盐调味，最后用水淀粉勾芡。

### 🍒 木瓜百合虾球

意面妈妈：再说一个，木瓜百合虾球。

食材：半个木瓜，少许哈密瓜，一点鲜百合，明虾，姜末，还有淀粉和鸡蛋。

制法：是将明虾清洗干净，摘去虾头，尾部去除虾壳，留住最后的虾尾，去除泥肠，并从中间剖开，两头不切断。去除泥肠的明虾反复用流动的水冲洗干净，沥干水分，加盐、生粉、黄酒、蛋清，抓匀腌制10分钟。锅中放水烧开，将腌好的虾仁放入水中汆至变色，关火捞出冷水下冲凉，保持虾肉的细嫩。把木瓜和哈密瓜切成块备用。百合入沸水中汆熟。锅加热，放油，放入姜末煸香，再把虾球、水果及百合放进去，稍稍翻炒，加盐、水淀粉勾芡即可。

木瓜中含有一种酵素，能消化蛋白质，有利于人体对食物进行消化和吸收，而且木瓜有杀虫作用，并能增强人体的抗病能力。挑选木瓜的时候，要挑选椭圆形的，这样的身重核少、肉结实、味甜香。瓜身稍长的木瓜核多肉松，味稍差。哈密瓜对人体造血机能有显著的促进作用，可以用来预防和治疗贫血。

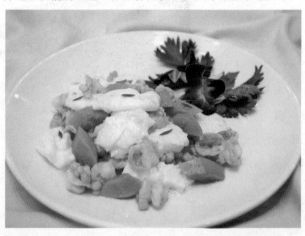

### 🍒 火龙果炒鸡丁

意面妈妈：第三道是火龙果炒鸡丁。

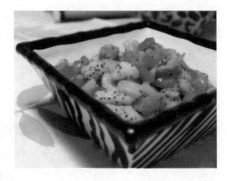

食材：鸡大胸肉1块、火龙果1个、青红椒、鸡蛋、淀粉。

制法：鸡胸肉切成小丁，用盐、蛋清、淀粉抓匀。青椒、红椒切小丁。火龙果切小丁，用热水烫。锅加热放油，下鸡丁快速滑开。放入青椒、红椒，加少许盐翻炒2分钟，加入火龙果翻匀即可。火龙果可以润肺、明目，治疗便秘。

# 十二、性早熟的元凶

爱婴陈老师：最近看了一些资料，非常想和大家分享。很多家长给孩子吃得很随意，总是想当然地给孩子补充营养，但是结果不尽如人意，殊不知有很多东西会导致性早熟。

莲宝妈妈：赶快说来听听，陈老师。

爱婴陈老师：首先，说说蜂蜜。我记得以前王老师说过，一岁以内的小宝宝不要喝蜂蜜水，因为宝宝的肠道环境还不能承受蜂蜜带来的细菌。

可是一岁以上的宝宝喝蜂蜜也有麻烦。蜂蜜含有一定量的植物性雌激素，如果儿童长期服用有可能导致性早熟，天然蜂蜜一般是不会导致性早熟的，但现在蜂蜜多不是天然的。所以小宝宝喝蜂蜜要有所控制，避免过多摄入雌激素。如果雌激素摄入过多，就可能促使女童乳房发育等，导致性早熟。

再来说说蛋白粉。体质差的宝宝，家长都会比较担心宝宝的身体状况。蛋白粉可以提高人体免疫力，所以很多家长就给宝宝长期吃蛋白粉。而且认为蛋白粉主要是大豆制成的，不会对人体有什么副作用，其实不然。蛋白粉由大豆制品制成，但由于大豆制品中含有的异黄酮是一种植物雌激素，也可以被认为是类雌激素，如果宝宝长期摄入，就可能造成性早熟。其实只要日常饮食能保证均衡营养，一般都无需补充额外的蛋白质。肉类、蛋类、奶类、豆类等，所含有的蛋白质对于人体所需的营养是充足的。另外，大家要保证食物的多样性，别只单纯地摄入植物性蛋白或是动物性蛋白，因为这二者有互补的作用，均衡的摄入也可提高蛋白质的利用率。

很多家长担心孩子长不高，但是所有增高食品几乎都含有激素，如果是号称含有生长激素的增高食品，一定要有所凭证。因为现在的生长激素都要通过皮下注射，还没有口服的生长激素类药物问世。现在许多家长看见孩子长得比标准范围低一点就很着急，有的甚至明明身高在标准范围内，家长还是希望孩子更高些。而孩子一旦性早熟，身高就有可能停滞不长了。虽然一时长得快，但是到了一定时候孩子就会不长个儿了，身高反而会受到限制。只要保证均衡的饮食以及适当的运动量，家长其实不用太过担心孩子的身高。

因此，大家都应该注意，不要给孩子乱吃东西。否则后果很严重的。

# 十三、蔬菜有"毒"

意面妈妈：爱婴陈老师现在都成我的榜样了，她总是有很多知识和大家分享，所以我也按捺不住了。今天一定要分享给大家一些东西，是关于蔬菜的知识。蔬菜是宝宝成长不可或缺的食物。但是其中也有很多值得注意的地方。

第一，新鲜蔬菜都含有大量的水分，是矿物质、膳食纤维和维生素的重要来源，多吃蔬菜对宝宝身体好，但是它所含的淀粉、蛋白质、脂肪都很少，所以不能用来做宝宝主要的食物，也就是说宝宝不能光吃菜，不吃饭。

第二，在餐前给宝宝吃西红柿是不对的。西红柿应该在餐后再吃。这样可使胃酸和食物混合，大大降低酸度，避免胃内压力升高引起胃扩张，使宝宝产生腹痛、胃部不适等症状。

第三，胡萝卜与萝卜不能一起吃。因为胡萝卜中含有能够破坏维生素C的酵素，会把萝卜中的维生素C完全破坏掉。

第四，香菇洗得太干净或用水浸泡也是不对的。因为香菇中含有麦角淄醇，在接受阳光照射后会转变为维生素D。但如果在吃前过度清洗或用水浸泡，就会损失很多营养成分。煮蘑菇时也不能用铁锅或铜锅，以免造成营养损失。

第五，过量食用胡萝卜素危害大。虽然对宝宝而言胡萝卜素很有必要，但也要注意适量食用。宝宝过多饮用以胡萝卜或西红柿做成的蔬菜果汁，都有可能引起胡萝卜素血症，使面部和手部皮肤变成橙黄色，出现食欲不振、精神状态不稳定、烦躁不安，甚至睡眠不踏实，还伴有夜惊、啼哭、说梦话等表现。滥用胡萝卜素甚至可致癌。营养学家分析认为，补充生理剂量（5毫克/日）的胡萝卜素确有抑癌作用，而摄入过量胡萝卜素会阻止维生素A与相应受体结合，进而阻止肿瘤抑制基因的转化，其结果便不是抑癌而是走向反面。所以，人体只需补充生理剂量的胡萝卜素，决不能随意加大剂量滥服，平时仅需食用富含胡萝卜素的天然食物，如各种动物肝脏、牛奶、胡萝卜、韭菜等即可。其实不仅是胡萝卜，吃什么吃多了都不好。适可而止，物极必反。

第六，给宝宝吃没用沸水焯过的苦瓜会影响钙的吸收。因为苦瓜中的草酸会妨碍食物中钙的吸收。因此，在吃之前应先把苦瓜放在沸水中焯一下，去除草酸，需要补充大量钙的宝宝不能吃太多的苦瓜。

第七，不要给宝宝吃太多的菠菜。菠菜中含有大量草酸，不宜给宝宝多吃。草酸在人体内会与钙和锌生成草酸钙和草酸锌，不易排出体外，影响钙和锌在肠道的吸收，容易引起宝宝缺钙、缺锌，导致骨骼、牙齿发育不良，还会影响智力发育。

第八，未炒熟的豆芽不能吃。豆芽质嫩鲜美，营养丰富，但吃时一定要炒熟。不然，食用后会出现恶心、呕吐、腹泻、头晕等不适反应。

第九，韭菜做熟后不宜存放久。俗话说："韭菜隔夜变成毒。"韭菜最好现做现吃，不能久放。如果存放过久，其中大量的硝酸盐会转变成亚硝酸盐，引起毒性反应。另外，宝宝消化不良也不能吃韭菜。

第十，不要把绿叶蔬菜长时间地煮。绿叶蔬菜在烹调时不宜长时间地焖煮。否则绿叶蔬菜中的营养成分会大量流失，而且硝酸盐将会转变成亚硝酸盐，容易使宝宝食物中毒。

第十一，速冻蔬菜不宜煮的时间过长。速冻蔬菜类大多已经被涮过，不必煮得时间过长，不然就会烂掉，丧失很多营养。

第十二，夏天少吃凉拌菜。凉拌菜是引起食物中毒的高危食品，尤其是针对农残超标的蔬菜，凉拌、生拌的食用方式也属高危。因为蔬菜在生长过程中很容易被土壤中的细菌、病毒和寄生虫卵所污染。夏季相对病虫害活跃，蔬菜农药残留超标概率也较大。

# 十四、嗓子疼怎么吃

皮皮妈妈：皮皮上火了，嗓子疼，嘴里面还起了溃疡。什么也不敢吃，好可怜。平时活泼调皮的孩子，一下子就"蔫"了，什么也吃不下，可怎么办啊？

## 🍒 饮食要清淡

阳光育儿王老师：嗓子疼或者口腔内起泡的时候，饮食应该清淡，最好是使食物和水的温度与体温接近，避免吃酸性和比较硬的食物。为了缓解疼痛，让宝宝食用柔软的食物是很好的办法。另外就是要多吃像动物肝脏、蛋类、花生、核桃等这类富含锌的食物，可以促进口腔创面的愈合。另外维生素B$_1$、维生素B$_2$、维生素C也有利于创面愈合，所以要多吃新鲜的蔬菜和水果。多喝温开水，不要喝刺激性饮料，不要吃刺激性食物，例如辣椒、胡椒、牛羊、狗肉。请意面妈妈来介绍菜谱吧。

### 🍒 草菇丝瓜汤

意面妈妈：好的。先来一个草菇丝瓜汤吧。准备草菇、丝瓜和豆腐。干草菇洗净浸软，切去硬的部分，然后挤干水。将豆腐切成薄片待用。把水烧开，丝瓜焯熟捞起，浸冷滴干水。豆腐放入焯过丝瓜的开水中焯3分钟，捞起滴干水。放入草菇煮4分钟，捞起冲洗净，挤干水。热锅，加油烧热，放姜丝爆香，加水煮开。把丝瓜、豆腐、草菇放进水中煮开，加一点盐，关火。这道菜清热解毒，比较温和，不会刺激到宝宝。

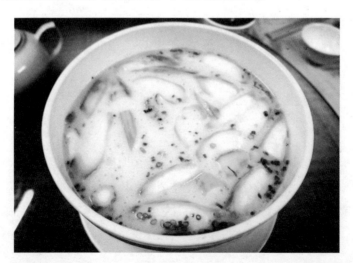

## 🍒 荸荠南瓜粥

意面妈妈：喝粥也是不错的选择。荸荠南瓜粥清热去火、开胃。食材有荸荠、南瓜、小米、大米。将大米和小米洗净，锅中加入清水放入米煮开。把荸荠和南瓜切片。锅中米煮15分钟后加入荸荠。继续煮10分钟后再加入南瓜。煮至米烂黏稠，南瓜熟烂关火。

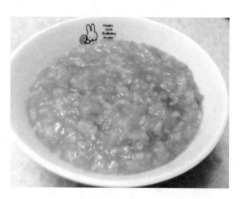

## 🍒 粉蒸莲藕

意面妈妈：再来一个粉蒸莲藕。准备莲藕、米粉、姜末。将莲藕削皮切成粗细一致的小条。放入清水中浸泡，防止变色。莲藕沥干水分，加入盐、米粉，拌匀，使莲藕能均匀沾上调料。将莲藕平铺在盘子或蒸笼上，上蒸锅蒸30分钟即可。出锅后，在吃之前淋上一点香油，是很好吃的。

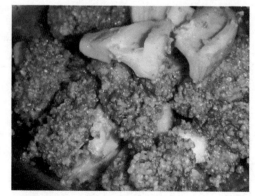

# 十五、小儿感冒不用愁

## 🍒 反复感冒的原因

夏至妈妈：小孩子感冒了怎么办啊？而且宝宝总是感冒，好了没几天又病况反复。

莲宝妈妈：夏至妈妈别担心。我小时候也总是感冒，后来长大了就好了。现在回想应该是小时候不喜欢锻炼，所以身体状况不好吧。而且爸爸妈妈看我总是感冒就给我穿厚衣服，结果适得其反。不过，我现在却身体健康，完全没有受到影响。

爱婴陈老师：莲宝妈妈说得对。其中这两点都是孩子容易反复感冒的原因。很多家长觉得孩子容易感冒就不让到外面玩耍，整天关在家里面，再加上穿得厚，这些反而会让他们的身体更差，更容易得感冒。

另外就是缺少营养。现在生活条件好，很多家长都不会觉得孩子缺少营养，其实如果孩子挑食的话，就会造成营养不均衡，导致缺乏某类营养素。比如缺钙的孩子就很容易感冒，因为他们体内蛋白质不足，所以形成的抗体会比较少。缺钙的孩子往往缺乏维生素D，维生素D不足会影响孩子呼吸道功能。又比如铁、锌等微量元素的缺乏，都会造成他们的抵抗力低。

空气污染对孩子危害非常大，少带孩子去人多环境差的地方，家里不要有人吸烟，如果大人实在戒烟有困难的话，那么就尽量不要在孩子在场的情况下吸烟。

若孩子患有慢性鼻炎、鼻窦炎、龋齿等，都会增加患感冒的风险。

由此看来，要预防宝宝反复呼吸道感染，父母要做的并不是去给孩子买些增强抵抗力的药物，更重要的是做好护理工作和更改一些不良的生活习惯。首先要让孩子做运动，鼓励他们到户外参加活动，运动能有效增强孩子的抵抗力。

季节交替的时候，温差比较大，像莲宝妈妈说的那样，很多家长都会给孩子穿很多衣服，这样只会让孩子失去适应气候变化的能力。

保证孩子的营养早餐、培养他们饭前、便后洗手的习惯。

保持家里通风，不要以为吹风会着凉，其实，闭塞房间中的污浊空气对孩子的健康更不利。着凉后的宝宝就很容易感冒了，宝宝一旦着凉，妈妈一定要让他去暖和的地方待一会儿，然后给他喝一点儿热水或者热汤。

## 🍒 感冒了要注意什么

阳光育儿王老师：孩子感冒了一定要确保充分的休息和睡眠。同时，应该少喝凉水，少吃冷食，饭菜也要温和。还要补充蛋白质，另外要摄取具有抗菌作用和可以帮助消除疲劳的维生素C和促进血液循环的维生素E。

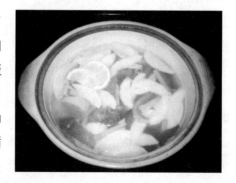

### 🍒 酸甜水果汤

可以给孩子喝一点酸甜水果汤，感冒了没什么胃口，吃一点酸甜口味的食物宝宝会比较喜欢，而且水果里面含有多种维生素。取苹果一个、柠檬一个，还有适量栗子粉，依口味添加一点冰糖。做法就是将苹果去皮，切成扇形块。将一大半的柠檬切成片，加入适量水，倒入锅中煮几分钟。取出两三块煮好的苹果，留做装饰用。剩下的则挤出汁备用。将挤出的苹果汁倒回锅中，加2/3杯水，加热。用两倍可直接饮用的水将栗子粉和冰糖溶解，搅拌均匀，倒入锅中。把剩下的1/3个柠檬挤出汁，也加入锅中。放入留下的苹果块，盛入碗中。

莫奇妈妈：容易感冒的人，不能吃香菜。香菜具有刺激食欲、增进消化等功能。中医认为，香菜辟一切不正之气，有温中健胃的作用。寒性体质的人适当吃点香菜可以缓解胃部冷痛、消化不良、麻疹不透等症状。但是，容易患感冒的人，却应该避免食用香菜。因为这类人常存在不同程度的气虚，而香菜味辛能散，多食或久食会耗气、损精神，进而加重气虚，导致感冒更加频繁。除了反复感冒外，气虚者还常表现为多汗、乏力、倦怠等不适，上述气虚症状明显者，最好少吃或不吃香菜。产后、病后初愈的患者也常常存在一定程度的气虚，因此也应对香菜"敬而远之"。虽然常感冒的人要和香菜"划清界限"，但身体壮实、体质较好、偶尔感冒的人却可以用它来治疗感冒。中医在临床上治疗风寒感冒时，常用一些辛温解表的中药，而香菜正好有这样的作用。风寒感冒患者可取香菜9克、葱白10克，水煎加糖调味后服用。除此之外，脾胃虚寒的人适度吃点香菜也可起到温胃散寒、助消化、缓解胃痛的作用，可在煮粥时放入消食理气的橘皮、温胃散寒的生姜，在即将出锅时撒入香菜末，做成香菜粥来喝。因食用油腻食物积滞后引起胃痛的人，也可以请香菜来帮忙，具体方法就是取新鲜香菜50～100克，洗净捣烂取汁服用，可有效缓解胃痛。

### 🍒 不同症状吃不同

　　莫奇妈妈：不同症状的感冒患者吃的东西也不一样。比如轻度风寒感冒喝红糖姜汤。生姜10克切片加水煮沸，加红糖15克趁热服。生姜药性辛温，能祛风散寒。在冬天若不慎感染风寒，喝一碗红糖姜汤微微出汗，确有祛寒邪之疗效。但仅适用于轻度风寒感冒患者。

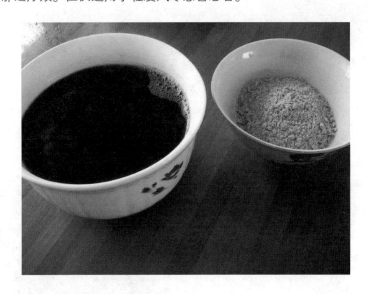

　　莫奇妈妈：痰多咳嗽宜喝白萝卜汤。取白萝卜250克，切片，加水煎后趁热温服。白萝卜对咳嗽、咳痰等呼吸道疾病有较好的辅助治疗作用。白萝卜汤对感冒没有直接治疗作用，但能减轻感冒带来的鼻塞、咳嗽等种种不适症状。

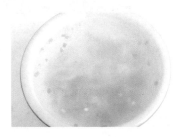

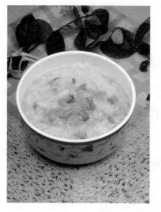

莫奇妈妈：风热感冒、流感喝金银花粥。取金银花9克、淡豆豉9克，煎水去渣，加入粳米60克煮粥食。金银花性寒，能清热解毒、疏散风热，还对流感病毒有抑制作用；淡豆豉性凉，常与金银花一起使用治疗风热感冒。非常适合以发热、头痛、咽喉肿痛为主要症状的风热感冒者和流感患者。

意面妈妈：刚刚莫奇妈妈有讲白萝卜，那我说一个白萝卜紫菜汤吧，给白萝卜汤再加点儿料。紫菜丰富的多糖有提高细胞免疫和体液免疫的功能，它对肺热痰多、慢性支气管炎都有不错的疗效。葱叶含有丰富的维生素C、维生素A及钙，对于预防感冒也是非常有帮助的，而且它丰富的辣素可以促进血液循环，姜片和大葱的温性可以平衡萝卜丝的微寒属性，可以用来预防风寒感冒。

我接下来要隆重推出一款汤品，名字叫做白萝卜紫菜汤。材料就是白萝卜、紫菜、大葱、姜。把白萝卜、大葱洗净切丝。往砂锅中放入水，有高汤更好，加入姜片煮开。放入萝卜丝大火煮开，转小火煮3分钟。加入紫菜、大葱、盐煮到紫菜漂散开，淋上香油。

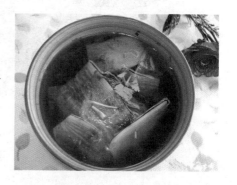

# 十六、手足口病那些事儿

莲宝妈妈：今天我来做知识分享了，关于"手足口病那些事儿"。

## 🍒 什么是手足口病

莲宝妈妈：据了解，手足口病是一种由肠道病毒引起的传染病，它的主要攻击对象是5岁以下的幼儿，尤其是2岁以下的婴幼儿。患上手足口病的患儿发病前1~2天或发病时有程度不同的发热，持续2~3天。患儿发病后，有嘴痛、厌食、咽喉痛、流口水的症状。手足口病的典型症状是手心、足心、口腔黏膜出现米粒大小的小水疱、小疙瘩，一般为淡红色、红色，小水疱里疱液很少，疱壁周围有一点红晕。口腔黏膜出现的疱疹疼痛明显，造成婴幼儿进食困难，流涎不止。很多患儿同时在双侧膝盖、臀部出现淡红色、红色的小疙瘩。手足口病发病后，各部位的水疱很快出现结痂，大部分患儿得了皮疹，经过一周左右会自然消退，不留瘢痕。有一部分患儿发病初期还会出现低热、咳嗽、流涕等轻度上感症状。一旦发现这些症状，就不要拖延，马上去医院诊治，家长们千万不要随便买一些退烧药和涂抹的东西给孩子使用。

## 🍒 预防手足口病

意面妈妈：那怎么预防呢？

莲宝妈妈：不要着急，我下面要讲的就是如何预防手足口病。

家长一定要在饭前便后、外出回家后用洗手液等给儿童洗手。手足口病流行 的非常时期不要带儿童到人群集中、空气流通差的公共场所中去，减少孩子被感染的机会。同时要注意保持家庭环境卫生，可以经常在家里面熏一下白醋，晨起要通风，孩子的衣服每天都要换洗，棉被要经常在阳光下晾晒。

另外儿童尽量不要喝生水，吃生冷食物，避免接触患病儿童。婴幼儿使用的奶瓶、奶嘴使用前后应充分清洗消毒。为了预防粪便的传染，家长在接触儿童前、替孩子更换尿布、处理粪便后均要洗手，并妥善处理污物。还有就是宝宝要作息规律，不要过度疲劳。让宝宝多做运动、饮食营养均衡都可以提高宝宝的免疫力。

爱婴陈老师：多谢莲宝妈妈的分享。欢迎大家把自己的知识和各位妈妈们一起分享，每个人就能掌握更多的知识了。欢迎大家以后多多交流！